Dieter Rixen, Peter-Michael Hax, Michael Wachholz

Das Arzt-Patienten-Gespräch

Dieter Rixen, Peter-Michael Hax,
Michael Wachholz

Das Arzt-Patienten-Gespräch

Ein Kommunikationstrainer für den klinischen Alltag

DE GRUYTER

Autoren

Prof. Dr. med. Dieter Rixen
Berufsgenossenschaftliche Unfallklinik
Duisburg GmbH
Klinik für Orthopädie und Unfallchirurgie
Großenbaumer Allee 250
47249 Duisburg
E-Mail: dieter.rixen@bgu-duisburg.de

Michael Wachholz
Kompetenz im Krankenhaus
Kompetenz Training
Heisinger Str. 39
45134 Essen
E-Mail: m.wachholz@kompetenz-trainieren.de

Dr. med. Peter-Michael Hax
Berufsgenossenschaftliche Unfallklinik
Duisburg GmbH
Klinik für Orthopädie und Unfallchirurgie
Großenbaumer Allee 250
47249 Duisburg
E-Mail: peter-michael.hax@bgu-duisburg.de

Das Buch enthält 2 Abbildungen und 4 Tabellen.

ISBN: 978-3-11-033507-1
e-ISBN (PDF): 978-3-11-033532-3
e-ISBN (EPUB): 978-3-11-039026-1

Library of Congress Cataloging-in-Publication data
A CIP catalog record for this book has been applied for at the Library of Congress.

Bibliografische Information der Deutschen Nationalbibliothek
Die Deutsche Nationalbibliothek verzeichnet diese Publikation in der Deutschen Nationalbibliographie; detaillierte bibliografische Daten sind im Internet über http://dnb.dnb.de abrufbar.
Der Verlag hat für die Wiedergabe aller in diesem Buch enthaltenen Informationen mit den Autoren große Mühe darauf verwandt, diese Angaben genau entsprechend dem Wissensstand bei Fertigstellung des Werkes abzudrucken. Trotz sorgfältiger Manuskriptherstellung und Korrektur des Satzes können Fehler nicht ganz ausgeschlossen werden. Autoren und Verlag übernehmen infolgedessen keine Verantwortung und keine daraus folgende oder sonstige Haftung, die auf irgendeine Art aus der Benutzung der in dem Werk enthaltenen Informationen oder Teilen davon entsteht.
Die Wiedergabe der Gebrauchsnamen, Handelsnamen, Warenbezeichnungen und dergleichen in diesem Buch berechtigt nicht zu der Annahme, dass solche Namen ohne weiteres von jedermann benutzt werden dürfen. Vielmehr handelt es sich häufig um gesetzlich geschützte, eingetragene Warenzeichen, auch wenn sie nicht eigens als solche gekennzeichnet sind.

Die ärztliche Kommunikation ist ein wesentlicher Bestandteil der Patientenversorgung. Die Kommunikationskompetenz des Arztes ist von zentraler Bedeutung für die Entwicklung, die Qualität und den Erfolg der Behandlung. Sie trägt maßgeblich zur vertrauensvollen Beziehung zwischen Patient und Arzt bei. Eine gute Kommunikation entspricht den Erwartungen der Patienten und dem beruflichen Selbstverständnis der Ärzte. Entsprechend ist auch eine gelungene Kommunikation von besonderer Bedeutung für die Berufszufriedenheit von Ärzten.

Die Zuwendung des Arztes zum Patienten ist der Kern ärztlichen Handelns. Weil eine Ökonomisierung, Bürokratisierung und Schematisierung der Medizin die zuwendende Begegnung von Arzt und Patient in den Hintergrund zu drängen droht, ist es erforderlich die Kommunikationskompetenz von Ärzten über die Aus-, Weiter-, und Fortbildung als Schlüsselkompetenz zu fördern. Dazu soll das vorliegende Buch einen innovativen Beitrag leisten.

Natürlich müssen additiv zu einem solchen Fortbildungsangebot im Alltag geeignete Rahmenbedingungen für die Kommunikation in der Medizin geschaffen werden; zum Beispiel in der Qualitätssicherung, der Kooperation der Gesundheitsberufe und den Vergütungssystemen, die ausreichend Personal- und Zeitressourcen für eine gelungene Kommunikation zur Verfügung stellen. Die kommunikative Kompetenz von Ärzten muss innerhalb des Gesundheitssystems sowie in der Wahrnehmung durch Politik und Öffentlichkeit wieder einen angemessenen Stellenwert erhalten.

Den Autoren war es wichtig im vorliegenden Buch einen fakten- und facettenreichen Brückenschlag zwischen Kommunikationstheorien und dem Umgang mit Patienten in Klinik und Praxis zu ziehen. Verschiedene Beiträge aus dem Alltag der medizinischen Kommunikationswelt mögen Ihre Wahrnehmung schärfen und Ihnen Orientierung geben.

Verbesserung beruht auf der Reflektion, warum Wunsch und Wirklichkeit auseinanderklaffen und auf der Kreativität Altbekanntes in solcher Weise neu zu kombinieren, dass daraus eine neue positive Wirkung entsteht. Eine Verbesserung mit großem Potenzial verspricht einen Entwicklungsschritt. Dieses gemeinsam verfasste Buch von zwei langjährig erfahrenen Klinikern (Prof. Dr. med. Dieter Rixen und Dr. med. Peter-Michael Hax aus der Berufsgenossenschaftlichen Unfallklinik Duisburg) und einem erfahrenen Coach und Kommunikationstrainer (Michael Wachholz von Kompetenz-im-Krankenhaus, Essen) erfüllt sicherlich die Voraussetzung einen solchen Entwicklungsschritt zu initiieren. Eine Entwicklung zu einem authentischen, menschlichen Umgang auf Augenhöhe mit der Betroffenheit des Patienten, den Grenzen der Medizin und dem eigenen Anspruch einerseits und zu mehr Zufriedenheit, Transparenz und Erfolg bei der medizinischen Arbeit andererseits.

Wir möchten Sie inspirieren und ermutigen, die Kommunikation mit Ihren Patienten aktiv und wirkungsvoll zu gestalten. Wir wünschen Ihnen auf diesem Weg viele dankbare Patienten, die Sie als engagierten, offenen und guten Arzt schätzen.

Professor Dr. med. Dieter Rixen, Duisburg
Dr. med. Peter-Michael Hax, Duisburg
Michael Wachholz, Essen

Inhalt

1 Grundlagen ärztlicher Kommunikation

1.1 Gesprächspsychologie

1.1.1 Informationen vermitteln

1.1.1.1 Lernziel

Sie lernen die Grundlagen für eine erfolgreiche Informationsvermittlung bei Patientengesprächen kennen.

1.1.1.2 Die Situation – Allgemein

Jährlich befragt die Burda-Stiftung die Deutschen nach ihren Wünschen. Eine der Fragen bezieht sich auf die Arzt-Patienten-Beziehung, genauer genommen „Wie gut fühlen Sie sich von Ihrem Arzt informiert?" Nur 18 % der Befragten beantworten die Frage mit „Gut."[1]

Die meisten der befragten Ärzte hatten allerdings den Eindruck, dass sie ihre Patienten ausreichend bis gut informiert hatten. Wie entsteht dieser Unterschied zwischen dem Selbstbild der Ärzte und dem Fremdbild, das Patienten von ihnen haben?

1.1.1.3 Die Situation des Arztes

Von dem, was Ärzte mit Patienten besprechen möchten oder könnten, nennen sie nur einen Teil (Abb. 1.1). Die Kommunikationsforschung geht davon aus, dass circa 20 % der erwähnenswerten Informationen nicht genannt oder vergessen werden. Gründe sind beispielsweise Zeitdruck und Fragen der Patienten, durch die Gespräche eine unerwartete Wendung nehmen. Natürlich ist die Zahl individuell und situativ sehr unterschiedlich. Lassen Sie uns dennoch 20 % als Wert annehmen, der helfen soll, die Situation zu verdeutlichen.

1.1.1.4 Die Situation des Patienten

Von dem, was Ärzte dann tatsächlich sagen, kommt wiederum nur ein Teil bei den Patienten an (Abb 1.1). Ungefähr 20 % nehmen sie nicht wahr, weil sie beispielsweise während des Hörens versuchen, sich ein Bild von der Situation zu machen oder weil sie durch Anderes kurz abgelenkt sind.

---

[1] 82 % von 20.165 Befragten fühlten sich bei Arztgesprächen nicht ausreichend informiert („Typologie der Wünsche" mit 20.165 Befragten 2009).

Und von den Informationen, die bei Patienten tatsächlich angekommen sind, begreifen sie nur einen Teil (Abb. 1.1)[2], da Ärzte oft das medizinische Verständnis ihrer Patienten überschätzen.[3,4,5]

Die gut gemeinte Frage „Haben Sie alles verstanden?" verschleiert die Situation eher, als dass sie Missverständnisse aufdeckt.

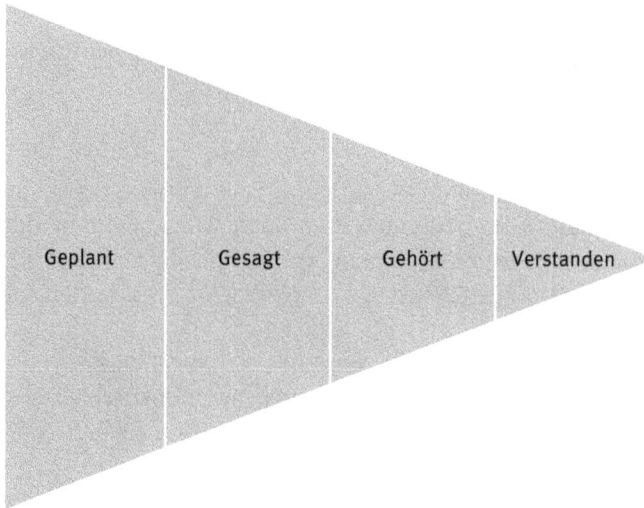

Abb. 1.1: Informationsfluss.

Auch Patienten möchten Fragen und Informationen vermitteln. Hier scheint der Erfolg noch bescheidener: Eine Untersuchung der Universität Düsseldorf zeigte, dass in Deutschland anscheinend das Gleiche gilt, was im anglo-amerikanischen Raum bereits häufig beschrieben wurde. Patienten hatten bei der Konsultation ihres Hausarztes im Mittel zwischen 11 und 24 Sekunden Sprechzeit, bevor ihr Arzt sie unterbrach (Wilm 2004, Marvel 1999). Das führte dazu, dass drei von vier Patienten nach

---

2 „Es zeigte sich, dass 78 % der Patienten bei der Entlassung von der Notfallstation nicht wirklich verstanden haben, welche Diagnose gestellt wurde oder wie die Behandlung im weiteren Verlauf zu gewährleisten ist." (Engel et al. 2009).

3 „Die Verbreitung von produzierten Gesundheitsinformationen wird überschätzt", sagt Sebastian Schmidt-Kähler, Geschäftsführer der Unabhängigen Patientenberatung. Er weist darauf hin, dass 14 Prozent der Bevölkerung als funktionale Analphabeten gelten, also keine zusammenhängenden Texte verstehen und sich daher nicht über Gesundheit informieren können (Krüger-Brand & Rieser 2014).

4 Insgesamt schätzen Chirurgen in 41 % der Fälle das Wissen ihrer Patienten falsch ein. Das erschwert natürliche eine richtige Informationsvermittlung oder macht sie sogar unmöglich (Richards 1985).

5 Allgemeine medizinische Ausdrücke und medizinische Sachverhalte, die für Ärzte umgangssprachlich offensichtlich und quasi allgemeinverständlich erscheinen, werden von vielen Patienten nicht oder nur bedingt verstanden (Hadlow & Pitts 1991).

dem Gespräch angaben, dass sie in der Sprechstunde nicht alle Gründe für die Konsultation nennen konnten (Nowak 2010).

1.1.1.5 Beziehung zwischen Arzt und Patient

Was Patienten von dem verstehen, was ihr Arzt ihnen vermitteln möchte, beeinflusst den Behandlungserfolg. Patienten, die wissen, warum sie was und wie tun sollen, werden sich in den meisten Fällen therapietreuer verhalten, als diejenigen, denen diese Informationen fehlen.

Doch der Informationsfluss zwischen Arzt und Patient ist auch juristisch relevant. Der Gesetzgeber verpflichtet den Arzt, seine Patienten in einer für sie verständlichen Weise zu informieren und aufzuklären (§ 630e, Bürgerliches Gesetzbuch).

Die Ursachen mangelhafter Kommunikation

Wie die meisten Experten-Laien-Verhältnisse, ist auch die Arzt-Patienten-Situation asymmetrisch. Das hohe Ansehen des Arztberufs[6] verstärkt das Ungleichgewicht zusätzlich. Erkennbar wird das beispielsweise daran, dass Ärzte einen wesentlich höheren Gesprächsanteil haben und in Gesprächen auch häufiger die Initiativen übernehmen.[7,8]

Weitere Gründe, die Patienten hindern, Fragen zu stellen oder dem Arzt möglicherweise entscheidende Hinweise zu geben, sind:
- Psychologisch: Der Patient erlebt das Gespräch mit dem Arzt als hemmende Stresssituation.
- Kognitiv: Der Patient ist im Gespräch überfordert. Auf die entscheidenden Fragen kommt er erst nach dem Gespräch.
- Organisatorisch: Der Patient kennt den Zeitdruck, unter dem der Arzt steht und möchte ihn nicht weiter belästigen.
- Rollenverständnis: Der gelegentlich dominante Führungsanspruch des Arztes hemmt die Eigeninitiative des Patienten (Geisler 1992).

---

6 Seit das Institut für Demoskopie Allensbach 1966 nach den bei den Deutschen angesehensten Berufen fragt, führen Ärzte die Liste an. 2011 hatten 82 % am meisten Achtung vor den Ärzten. An zweiter Stelle folgt die Krankenschwester mit 67 % (Institut für Demoskopie Allensbach 2013).

7 „So stellten Ärzte bei der Visite in einem großen Hamburger Krankenhaus durchschnittlich sechs Fragen, Patienten nur eine. ... Auch waren die Gesprächsanteile des Arztes, gemessen an Wörtern (63 %), Fragen (82 %) und Unterbrechungen (87 %), durchgehend größer als die des Patienten." (Geisler 1992).

8 In der Psychologie ist zudem der White-Coat-Effect bekannt. Ein Stresssymptom, dass bei der Kommunikation mit sozial Höhergestellten entsteht (Lantelme & Fortrat 1998).

1.1.1.6 Die Ziele eines Patientengesprächs

Die Ziele eines Patientengesprächs sind somit:

1. Dem Patienten alle relevanten Informationen verständlich vermitteln.
2. Sicherstellen, dass der Patient die relevanten Informationen auch verstanden hat.

1.1.1.7 Und so geht's
Informationen leicht verständlich vermitteln

Friedemann Schulz von Thun hat in den 70er Jahren vier maßgebliche Kriterien gefunden, welche die Verständlichkeit eines Textes beeinflussen: (Langer 2011)

– Kurze Sätze,
– Einfache Sprache, klare Aussagen,
– Strukturierter Gesprächsaufbau,
– Beispiele/Bilder/Vergleiche.

Kurze Sätze

Je nach Übung und Bildungsstand können Menschen unterschiedliche Informationsmengen verarbeiten. Wer im Zuhören oder Lesen geübt ist, kann mehr Information am Stück erfassen. Leicht verständlich sind Sätze bis circa 13 Wörtern.

Doch wie kurz oder lang die Sätze auch sind, die Sie bei Ihren Gesprächspartnern für angemessen halten, spätestens nach zwei, drei Informationen sollten Sie eine Pause machen, damit der Andere das Gehörte verarbeiten kann. Zum besseren Verständnis machen sich die meisten dafür ein inneres Bild – und schauen dabei mit unfokussiertem Blick weg.

Sprechen Sie daher erst weiter, wenn der andere Sie wieder ansieht. Wer Sie während Ihrer Erklärung hingegen ununterbrochen ansieht, kann sich vom Gehörten oftmals noch „kein Bild" machen. Starrer Blickkontakt kann für Sie also ein Indikator sein, dass der Andere Sie noch nicht verstanden hat.

Einfache Sprache, klare Aussagen

Die für den medizinischen Laien unverständliche Fachsprache der Mediziner ist oft im Fokus der Forschung und des Kabaretts (Hirschhausen 2007). Sicherlich braucht es oftmals Übung und Disziplin, gewohnte Fachbegriffe in eine für Nichtmediziner verständliche Sprache zu übersetzen. Doch machen Sie sich klar, dass die meisten Ärzte das medizinische Verständnis ihrer Patienten überschätzen (Klemperer 2003).

Unklare Aussagen sind für die Beteiligten oft nicht auf den ersten Blick zu erkennen. Denn sie werden meist umgangssprachlich formuliert und von Arzt und Patient auf der inhaltlichen Ebene unterschiedlich interpretiert.

Beispiel 1:

Arzt: „Achten Sie darauf, dass Sie genug Bewegung bekommen."
- Vielleicht hat der Patient sogar den Eindruck, dass er diesen gut gemeinten Ratschlag verstanden hat. Doch was genau meint der Arzt mit Bewegung – und wann ist es genug?
- Reicht es, in den nächsten Tagen die Treppe in den 2. Stock zu gehen, oder soll er dreimal die Woche zum Sport gehen? Im Zweifelsfall wird sich der Patient vermutlich für das jeweils Einfachere entscheiden.

Geben Sie daher stattdessen konkrete Handlungsempfehlungen:
Arzt: „Haben Sie zurzeit die Möglichkeit, ein- bis zweimal die Woche eine halbe Stunde Sport zu treiben?"
Patient: „Ja."
Arzt: „30 Minuten gleichmäßige Belastung wäre gut. So, dass Sie sich dabei anstrengen, sich aber noch unterhalten könnten."
Patient: „Geht Fahrradfahren?"
Arzt: „Fahrradfahren wäre großartig. Am besten zweimal die Woche, mindestens 30 Minuten."

Beispiel 2:

Arzt: „Wenn Sie ausreichend trinken, können wir die Infusion absetzen."
- Hier bleibt offen: Was ist ausreichend?

Beispiel 3:

Arzt: „Sie sollten besser auf sich achten!"
- Was bedeutet „besser"? und was „achten"? (s. auch Kapitel 1.2.1)

Strukturierter Gesprächsaufbau

Ihr Gesprächspartner sollte immer wissen, welchen Punkt Sie gerade besprechen und welcher Punkt folgen wird. Zum einen erhöhen Sie so die Verständlichkeit, zum anderen weiß Ihr Gesprächspartner, dass er einige Fragen jetzt nicht zu stellen braucht, weil sie ohnehin noch zur Sprache kommen. Er kann sich somit besser auf das Gespräch einlassen.

Beachten Sie, dass eine klare Gesprächsstruktur für Patienten ein wichtiges Kriterium ist, anhand derer sie die ärztliche Kompetenz einschätzen (s. auch Kapitel 3.3).

Beispiel:

Arzt: „Herr Fröhlich, ich möchte Ihnen gleich Folgendes erklären:
1 Warum wollen wir diesen Eingriff machen?
2 Wie wird er genau ablaufen?
3 Was sind die Risiken des Eingriffs?
4 Wie geht es danach weiter?
5 Was ist das Risiko, wenn wir nichts unternehmen?

Ist das für Sie so in Ordnung?"
Patient: „Ja."
Arzt: „Gut. Wir möchten den Eingriff machen, weil ..."

Beispiele, Bilder und Vergleiche

Erklärungen mittels Bildern und Skizzen sind medizinischer Alltag. Doch manchmal ist das Wissen über den Beruf oder die Interessen des Gesprächspartners noch hilfreicher als mitgebrachte Aufnahmen und angefertigte Zeichnungen. Damit können Sie – auch gemeinsam mit Ihren Patienten – überzeugende Vergleiche in ihrer Erfahrungswelt finden. Ein Automechaniker betrachtet die Welt aus einem anderen Blickwinkel als eine Kassiererin oder ein Elektroingenieur.

– „Stellen Sie sich die Biegung in einem Kühlwasserschlauch vor, die sich im Laufe der Zeit zugesetzt hat. Der Zulauf zu Ihrem Herzen ..."
– „Wenn Sie Treppen steigen, dann staut sich ... Das ist so, als ob Sie in der wichtigsten Verkaufszeit drei von vier Kassen schließen würden."
– „Es ist vergleichbar mit dem Stromnetz, in dem wir momentan zu wenige Leitungen haben, um die Energie vom Norden in den Süden zu transportieren. Die Leitungen haben einfach nicht ausreichend Kapazität."

Haben Sie das verstanden?

Mit dieser Frage stellen Sie leider nicht sicher, dass der andere Sie tatsächlich verstanden hat. Schließlich werden auch Patienten, die etwas falsch verstanden haben, der Meinung sein, dass sie die Erklärung richtig erfasst haben – und auf die Frage „*Haben Sie alles verstanden?*" mit „ja" antworten.[9,10]

---

9 „Auch wenn die Patienten meinen und davon überzeugt sind, gewisse Informationen verstanden zu haben, ist es wahrscheinlich, dass sie diese höchstwahrscheinlich trotzdem nicht oder nur eingeschränkt verstehen." (Wagner 2011).

10 Dennoch gaben die meisten Patienten mit hoher Sicherheit an, die Begriffe richtig verstanden zu haben, auch wenn ihre Antworten objektiv betrachtet teilweise oder völlig falsch waren. Daraus kann gefolgert werden, dass auch das Nachfragen beim Patienten, ob er alles verstanden habe, eher in einer Überschätzung des Patientenwissens durch den Arzt resultiert (Wagner 2011).

Ein Ausweg bietet die „Blaming-myself"-Technik: „Ich bin mir offen gesagt nicht sicher, ob ich diesen Punkt gut erklärt habe. Sie würden mir daher einen großen Gefallen tun, wenn Sie mir mit Ihren Worten sagen, was Sie gerade verstanden haben."

Zwar wirkt so eine Formulierung auf den ersten Blick vielleicht ungewohnt, doch sie ist die einzige Methode, mit der Sie sicher sein können, dass der Andere Sie tatsächlich verstanden hat (Langewitz 2013).

1.1.1.8 Informationen vermitteln – Zusammenfassung

Grundlagen für eine erfolgreiche Informationsvermittlung bei Patientengesprächen:
- Machen Sie sich vor dem Gespräch Notizen zu den Punkten, die sie vermitteln wollen. So können Sie anschließend sicher sein, alles Wichtige gesagt zu haben.
- Vergewissern Sie sich, dass der Patient aufnahmebereit ist.
- Sprechen Sie in kurzen Sätzen (Faustregel: 4–12 Worte pro Satz).
- Machen Sie nach 2 bis 3 Informationen eine Pause. So geben Sie dem Patienten Zeit, die Informationen zu verarbeiten und auch immer wieder Gelegenheit für Fragen.
- Nutzen Sie nur für Laien verständliche Begriffe und eindeutige Formulierungen. Vermeiden Sie vorsichtshalber alle Fachbegriffe in Patientengesprächen.
- Strukturieren Sie das Gespräch logisch und transparent.
- Bringen Sie Vergleiche aus der Lebenswelt der Patienten/treffende Beispiele/ zeigen Sie Bilder/machen Sie Skizzen.
- Lassen Sie sich immer wieder schildern, was der Patient verstanden hat.

1.1.2 Sache und Beziehung

1.1.2.1 Lernziele

Sie lernen,
- dass eine „erfolgreiche Kommunikation mehr ist als der objektive Austausch sachbezogener Informationen zwischen Arzt und Patient" (Deter 2010).
- dass für eine erfolgreiche Therapie die Arzt-Patienten-Beziehung eine große, wenn nicht gar entscheidende Bedeutung hat.

1.1.2.2 Die Situation – Allgemein

Wann vertraut ein Patient seinem Arzt – und folgt seinen Empfehlungen? Die meisten Ärzte sind der Auffassung, dass Patienten sich dabei von der Kompetenz des Arztes leiten lassen. Doch wie sollen Patienten dessen Kompetenz beurteilen können? Schließlich müssten sie dazu über das Thema mehr als er wissen. Dennoch beurteilen

Patienten dessen Expertise. Sie nutzen für ihre Einschätzung vor allem emotionale Faktoren.[11]

1.1.2.3 Die Situation des Patienten

Ob ein Patient sich für oder gegen die Empfehlung des Arztes entscheidet, beurteilt er anhand der Fragen: „Ist mir der Arzt sympathisch?", „Habe ich den Eindruck, dass er mich mag und daher in meinem Interesse handelt?" Bei aller Suche nach Erklärungen und Rationalität, es sind die emotionalen Aspekte, die Menschen bei Entscheidungen leiten.[12]

Die Freundlichkeit des Arztes, seine menschliche Nähe und Wärme sind somit für den Patienten im wahrsten Sinne des Wortes entscheidender als medizinische Daten und Statistiken.

1.1.2.4 Die Situation des Arztes

Ärzte lernen in Ihrem Studium aufgrund klar definierter Daten Entscheidungen zu treffen. Ob ihnen ein Patient sympathisch ist, ist dabei unerheblich, möglicherweise sogar hinderlich.

1.1.2.5 Beziehung zwischen Arzt und Patient

Der Wunsch und die Möglichkeit des Arztes, nach einer möglichst hohen Rationalität zu handeln, treffen auf den verunsicherten, gestressten und sich gesundheitlich bedroht fühlenden Patienten.

Daher sollte das erste Ziel des Arztes sein, seinem Patienten Vertrauen und Sicherheit zu vermitteln, ihm das Gefühl zu geben, bei ihm in guten Händen zu sein.

---

[11] Sind wir erst einmal verunsichert, dann beeinflusst der Inhalt des Gesprächs unsere Entscheidung lediglich zu 7 %. Viel eher vertrauen wir dann dem, was wir sehen. Die Körpersprache des anderen beeinflusst unser Vertrauen zu 38 %. Den größten Anteil hat Gestik und Mimik mit 55 % (Mehrabian, 1971 und 1981).

[12] Antonio Damásio hat in den 70er Jahren gezeigt, dass Menschen ganz selten rational handeln, sondern fast immer aufgrund von Gefühlen. Rationale Gründe werden nachher genannt, um die Entscheidung vor sich selbst oder anderen rechtfertigen zu können (Damásio 2000).

1.1.2.6 Und so geht's

Gespräch zwischen Herrn Dr. Perthes (Arzt) und Herrn Fock (Patient)	Anmerkungen
Guten Morgen, Herr Fock. Guten Morgen, Doktor. [Der Patient legt eine Segelzeitschrift zur Seite. Dr. Perthes schaut auf die Zeitung.] *Ich sehe, Sie interessieren sich fürs Segeln?* Ja, ich hatte 10 Jahre ein Boot. Aber vor 2 Jahren habe ich es abgegeben, weil es mit den Knien einfach nicht mehr ging.	Wer seine Gesprächspartner häufig mit deren Namen anspricht, wird von ihnen messbar kompetenter eingeschätzt (Nasher-Awakemian 2004). Gleichzeitig erhöht die Häufigkeit, mit der Sie Ihre Patienten mit Namen ansprechen, deren Zufriedenheit mit dem Arztgespräch. Versuchen Sie bei jeder Begegnung etwas mehr über den Menschen hinter dem Patienten zu erfahren. Solche Hintergrundinformationen können für die weitere Behandlung Bedeutung haben. Der empathische, menschliche Kontakt zu Patienten führt zudem zu einer ― auch über Jahre gemessenen ― höheren Arbeitszufriedenheit bei Ärzten.[13]
Herr Fock, der Kollege Consil hat Sie ja auch wegen Ihrer Knie zu uns geschickt. In welchen Situationen schwellen denn die Knie an?	Machen Sie sich bereits vor dem Patientenzimmer mit den wichtigsten Patientendaten vertraut.
Vor allem, wenn ich länger laufe oder stehe. Spazieren gehen im Wald geht gut, aber joggen kann ich beispielsweise gar nicht mehr. Ich bin früher viel gejoggt – das geht heute gar nicht mehr. *Fehlt Ihnen das?* Ja, sehr. Ich habe seit dem auch einige Kilo zugenommen. *Was stört Sie denn am meisten?*	Die Fragen nach der Bedeutung einer Beschwerde für den Patienten hat drei Perspektiven: – Sie zeigen damit, dass Sie auch an der emotionalen Perspektive Interesse haben. Ihre empathische Reaktion erzeugt Vertrauen.[14] – Indem Sie versuchen, die Beweggründe des Patienten besser zu verstehen,[15] vermitteln Sie das Gefühl von Verständnis und Nähe. – Wie belastend ist die Einschränkung für den Patienten? Hier erhalten Sie Hinweise auf die zu erwartende Therapietreue.[16]

13 Ein empathischer Kontakt mit Patienten führt erwiesenermaßen nicht nur zu einer besseren Arzt-Patienten-Beziehung sondern auch zu einer höheren Arbeitszufriedenheit bei den Ärzten (Langewitz 2010).

14 Laut der Studie „Typologie der Wünsche", bei der 20.165 Patienten befragt wurden, kritisierten 79 % der Befragten, dass Ärzte einen zu starken Fokus auf die Krankheit und ihre Behandlung legen und den Patienten und seine Umwelt zu wenig berücksichtigen (Typologie der Wünsche 2009).

15 Nach einer Konsultation sind sich 62 % der Patienten und Ärzte nicht über die Probleme des Patienten einig (Entscheidungsprozess 2004). Bluthochdruck schätzt der Arzt beispielsweise als ein ernsthaftes Problem ein, während der Patient sich anfangs kaum eingeschränkt fühlt.

16 Während die Unfähigkeit, Treppen zu steigen, für manche lediglich lästig ist, kann sie beispielsweise für einen Briefträger existenziell sein.

[Während des Gesprächs reduziert Dr. Perthes die Ablenkungen soweit es geht. Er trägt zu diesem Zeitpunkt nichts in die Patientenakte ein und liest auch nicht parallel, da es seine Aufmerksamkeit von der Mimik, Gestik und den Zwischentönen der Schilderung ablenken könnte.][17]	Konzentrieren Sie sich während des Gesprächs möglichst vollständig auf Ihren Gegenüber. Vermeiden Sie „Multitasking".
Verstehen Sie, Herr Doktor, das ist doch kein Leben. Ich kann nicht mehr segeln, kann keinen Sport mehr machen und werde immer dicker. *Ich merke, Sie leiden da momentan richtig drunter und brauchen unbedingt Hilfe.* Ja, genau so ist es. Ich sehe, Sie verstehen mich.	Zeigen Sie dem Patienten, dass Sie seine Situation und Sicht erfasst haben. Mit jedem Widersprechen und Argumentieren zu diesem Zeitpunkt würden Sie Ihr Unverständnis ausdrücken – und die Distanz zum Patienten betonen. Den Patienten zu verstehen, bedeutet nicht, dass Sie mit seiner Auffassung einverstanden sind. Vielmehr zeigen Sie, dass Sie sich auf seine Gedankenwelt einlassen.
Ja. Lassen Sie uns Ihr Knie anschauen.	Das Besprechen der Fakten gelingt offener und schneller, wenn es Ihnen bis dahin gelungen ist, eine positive Beziehung zum Patienten herzustellen.

1.1.2.7 Sache und Beziehung – Zusammenfassung

- Machen Sie sich vor dem Patientenkontakt mit der Patientenakte vertraut (Name, Problem, persönlicher Hintergrund).
- Sprechen Sie Patienten und Angehörige häufig mit Namen an.
- Führen Sie das Gespräch möglichst auf Augenhöhe des Patienten.
- Konzentrieren Sie sich auf das Gespräch – machen Sie nichts anderes währenddessen.
- Zeigen Sie Interesse am Menschen, seinen Gefühlen und Wünschen.
- Hören Sie gut zu, und unterbrechen Sie frühestens nach einer Minute.
- Zeigen Sie Verständnis für die Sicht und die Situation des Patienten.
- Besprechen Sie die Faktenlage möglichst erst, wenn eine positive Beziehung zwischen Ihnen herrscht.

[17] Wer während einer Tätigkeit gleichzeitig schreibt oder liest, reduziert seinen Intelligenzquotienten etwa doppelt so stark wie durch das Rauchen von Marihuana. Prof. Clifford Nass untersuchte das Erinnerungsvermögen, das Filtern relevanter von irrelevanten Informationen sowie die Fähigkeit, von einer Tätigkeit zur anderen zu wechseln. Obwohl alle Probanden seiner Untersuchungen überzeugt waren, dass sie gute Multitasker sind, schnitten sie in allen Kategorien – selbst bei einfachsten Unterscheidungsaufgaben erschreckend schlecht ab (Nass 1996, Fortney 2013, Hallowell 2005).

1.1.3 4-Ohren

1.1.3.1 Lernziele

Sie lernen, dass Sie in jeder Gesprächssituation vier grundsätzlich verschiedene Interpretations- und Reaktionsmöglichkeiten haben.

Sie erkennen Ihre bevorzugte Interpretations- und Reaktionsstrategie – und welche Auswirkung sie vermutlich hat.

1.1.3.2 Einleitung

„Seit meine Mutter hier bei Ihnen ist, geht es ihr immer schlechter."

Solche und ähnliche Sätze könnten Dr. Creutzfeld zur Weißglut treiben. Was meinen die Angehörigen eigentlich, warum Patienten ins Krankenhaus kommen? Glauben sie wirklich, dass ein zweiwöchiger Krankenhausaufenthalt aus einer gebrechlichen 84-jährigen Dame eine fitte Mitt-Sechzigerin macht?

Mühsam beherrscht erklärt die Ärztin, dass alle in der Klinik ihr Bestes geben, dass aber auch ihnen medizinische Grenzen gesetzt sind. Wenn die Patientin jedoch bei der Einlieferung nicht so dehydriert gewesen wäre ...

Oft wird eine Aussage als Angriff verstanden. Die typische Reaktion ist dann
- die Rechtfertigung und/oder
- der Gegenangriff.

Da beides beim Anderen die jeweils gleiche Reaktion provoziert[18], ist die Eskalation vorprogrammiert.

1.1.3.3 Die vier Ebenen

Der Kommunikationswissenschaftler Friedemann Schulz von Thun hat in den 70er Jahren sein Vier-Ohren-Modell vorgestellt.[19] Damit konnte er zeigen, dass wir immer vier grundsätzlich unterschiedliche Möglichkeiten haben, eine Aussage zu interpretieren und daher auch vier grundsätzlich unterschiedliche Reaktionsmöglichkeiten.

Schulz von Thun nennt es das „Vier-Ohren-Modell". Die vier Ohren, mit denen wir eine Aussage hören, nennt er:
- das Sach-Ohr (die Fakten, über die uns der Andere informiert),
- das Appell-Ohr (was der Andere bei uns bewirken möchte),
- das Beziehungs-Ohr (wie der Andere die Beziehung zu uns definiert),
- das Selbstoffenbarungs-Ohr (was der Andere über sich und seine Gefühle preisgibt).

---

18 Langewitz et al., 1998.

19 Friedemann Schulz von Thun: Miteinander reden 1 – Störungen und Klärungen. Allgemeine Psychologie der Kommunikation. Rowohlt, Reinbek 1981.

Das Modell zeigt, wie schnell und ungewollt Missverständnisse entstehen können, welche dann Situationen eskalieren lassen und erst geklärt werden können, wenn sich alle Beteiligten wieder beruhigt haben.

Zugleich sensibilisiert das 4-Ohren-Modell für die eigene Kommunikation und zeigt, mit welchem der vier Ohren Sie selbst am häufigsten zuhören und daher am empfindlichsten reagieren.

Die Sachebene

„Seit meine Mutter hier bei Ihnen ist, geht es ihr immer schlechter."	
Sach-Ohr	Hier verstehen Sie eine Aussage rein faktisch oder sogar wörtlich, auf dieser Ebene überprüfen Sie ihren Wahrheitsgehalt.
Arzt:	*„Was meinen Sie mit schlechter?"*
Tochter:	*„Nun, Sie isst weniger und sie spricht kaum noch mit mir."*
Arzt:	*„Wie viel hat sie denn vorher gegessen – und wie viel isst sie aktuell?"* [und so weiter …]

Mit dem Sach-Ohr verstehen Sie eine Aussage nüchtern, ohne Interpretation.

Hier kommt es aber auch immer wieder zu unbeabsichtigten und manchmal auch zu absichtlichen Missverständnissen.

Beispiel 1:

Arzt:	„Ist das Schreiben des Hausarztes in der Akte?"
Pfleger:	„Ja."
Arzt [etwas ungehalten]:	„Dann geben Sie es mir, bitte."
Pfleger [rechtfertigend]:	„Sie haben nicht gesagt, dass Sie es haben wollen."

Beispiel 2:

Sie:	„Hast du eine Uhr mit?"
Er:	„Ja."
Sie [etwas angestrengt]:	„Kannst du mir auch sagen, wie spät es ist?"
Er [schmunzelnd]:	„Ja, kann ich."

Diese Missverständnisse können leicht entstehen, wenn der Sprecher unausgesprochen eine Aufforderung impliziert.

Die Appellebene

Nahezu jeder Satz kann eine Aufforderung beinhalten.[20] Die Interpretation einer impliziten Aufforderung nennt Schulz von Thun das „Appell-Ohr".

„Seit meine Mutter hier bei Ihnen ist, geht es ihr immer schlechter."	
Appell-Ohr	Die Tochter möchte, dass etwas gemacht wird. (Aber was?)
Arzt:	„Haben Sie eine Idee, was Ihrer Mutter gut tun würde?"
Tochter:	„Ja, wenn sich jemand mehr um sie kümmern würde?!"
Arzt:	„Was meinen Sie mit ,mehr kümmern'?"
Tochter:	„Na, dass sich jemand mal Zeit nimmt und ihr Gesellschaft beim Essen leistet."
Arzt:	„Hm. Haben Sie dafür jemanden im Auge?"
Tochter:	„Dass Sie oder die Schwestern keine Zeit dafür haben, ist mir ja klar. Aber vielleicht gibt es im Haus Grüne Damen oder einen Sozialdienst."

Bei dem Appell-Ohr gibt es zwei Faktoren zu beobachten:

Faktor 1	Faktor 2
Viele neigen zu der Annahme, dass ihr Gesprächspartner aufwändige oder nicht erfüllbare Erwartungen an sie hat. („Die Tochter erwartet wohl, dass wir hier aus ihrer gebrechlichen 84-jährigen Mutter eine fitte Mitt-Sechzigerin machen." Oder: „Patienten, die sich über lange Wartezeiten beschweren, wollen unmittelbar behandelt werden.") Wer diese Erwartung nicht überprüft oder sogar polemisch überzieht, reagiert oft ungehalten.	Es scheint Gruppen zu geben, die etwas häufiger auf dem Appell-Ohr hören: Mütter, Pflegende, Ärzte. Gemeinsam ist ihnen vermutlich, dass sie gelernt haben, mit Menschen umzugehen, die ihre Bedürfnisse nicht oder nur schlecht verbalisieren können.
Tipp	
Überprüfen Sie, welchen Wunsch/welche Erwartung der Andere wirklich an Sie hat.	Beobachten Sie in den nächsten Tagen gezielt, ob Sie dazu neigen oft auf unausgesprochene Aufforderungen zu reagieren. Versuchen Sie stattdessen beispielsweise mit dem Sach-Ohr zu hören.

---

20 Zu den wenigen Aussagen ohne Aufforderung an den Angesprochenen gehört beispielsweise: „Ich taufe dich." Diese Aussagen heißen in der Sprechakttheorie „Illokutionärer Akt".

Beispiel

Patient: „Ich warte jetzt schon seit zwei Stunden."

Arzt: „Das ist ja ärgerlich. Können wir Ihnen die Wartezeit irgendwie erleichtern?"

Patient: „Ich stehe auf dem Kurzzeitparkplatz. Kann ich kurz raus gehen und den Wagen umparken – ohne dass ich dann an das Ende der Warteschlange rutsche?"

Patient: „Ich habe immer noch Schmerzen."

Arzt, Variante 1: „Ich versuche mal, den Schmerzmediziner zu erreichen. Vielleicht hat der eine Idee."

Arzt, Variante 2: „Möchten Sie, dass ich einen Schmerzmediziner hinzu rufe? Der hat vielleicht noch eine Idee."

Patient: „Nein, lassen Sie mal. Ich möchte nicht noch mehr Medikamente nehmen." (Das hätte der Patient erfahrungsgemäß erst dem hinzu gebetenen Schmerzmediziner gesagt.)

Die Beziehungsebene

Die dritte Möglichkeit, eine Aussage zu interpretieren, ist, sie als Definition einer Beziehung zu verstehen, wie der Sprecher zu dem Hörer steht. Sieht er sich auf Augenhöhe mit ihm, ihm überlegen oder unterlegen?

---

1 Der Sprecher sieht sich auf einer Ebene. Zum Beispiel die Frage an einen Kollegen: „Kommst du mit zum Essen?"	Reaktion des Hörers: Hier kommt es zu einem partnerschaftlichen Austausch.
2 Der Sprecher stellt sich über den Hörer. Zum Beispiel „Schauen Sie mal, ich zeige Ihnen, wie das geht."	Reaktion des Hörers: Wer das Gefühl hat, dass der Andere sich unangemessen über ihn stellt, reagiert oft verärgert oder ablehnend.
3 Der Sprecher unterstellt sich dem Hörer. Zum Beispiel „Können Sie mir helfen? Ich weiß nicht weiter."	Reaktion des Hörers: Hat der Angesprochene das Gefühl, dass sich der Sprecher unterordnet, entsteht oft eine großzügige, wohlwollende Atmosphäre.

Wichtig: Die Entscheidung, ob der Sprecher 1, 2 oder 3 meint, trifft *allein* der Hörer.

„Seit meine Mutter hier bei Ihnen ist, geht es ihr immer schlechter."

Viele hören hier den Vorwurf einer Angehörigen, die sich über eine mangelnde Behandlung und Pflege ihrer Mutter beklagt. Die Tochter beurteilt also ihre Arbeit (kritisch) und stellt sich damit über die Mitarbeiter.

Doch die Frage: „Wenn Ihre Mutter im Krankenhaus läge, und es ginge ihr immer schlechter, würde Ihnen das ein Gefühl der Überlegenheit geben?" macht es offensichtlich:

Es gibt – besonders häufig im Krankenhaus – Beziehungen, in denen sich beide Parteien hilflos oder unterlegen fühlen. Und da Menschen auf das Beziehungsangebot: „Ich bin ok – und du nicht." verärgert reagieren, wird deutlich, warum Beziehungen im Krankenhaus oft konfliktär sind.

Die Selbstoffenbarungsebene

Doch was geht wirklich im Sprecher vor?

Spricht Peter über Paul, erfahren Sie mehr über Peter als über Paul.

Dieser Leitspruch aus der Ausbildung von Therapeuten beschreibt, was Schulz von Thun die „Selbstoffenbarung" nennt. Sprecher geben immer etwas über sich preis, über ihre Gefühle, Werte, Einstellungen.

„Seit meine Mutter hier bei Ihnen ist, geht es ihr immer schlechter."	
Selbstoffenbarung	Was mag die Tochter in dieser Situation fühlen? Vermutlich macht sie sich Sorgen. Vielleicht fühlt sie sich auch überfordert oder hat ein schlechtes Gewissen, weil sie sich in letzter Zeit wenig um ihre Mutter gekümmert hat.
Das Hören mit dem Selbstoffenbarungsohr lässt oft den Ärger über den Anderen verfliegen. Im Gegensatz zu dem konfliktären Beziehungsohr ist das Selbstoffenbarungsohr meist wenig trainiert.	
Tipp	Wenn Sie sich das nächste Mal über jemanden ärgern, überlegen Sie kurz, wie es dem Betreffenden wohl gerade geht.

Beispiel 1: Ein Kollege ruft Sie trotz wiederholter Bitte um ein Konsil nicht zurück. Wenn Sie sich das nächste Mal im Aufzug begegnen, reagieren Sie nicht unwirsch (Beziehungsohr) sondern verstehen sein Nicht-Zurückrufen als Selbst-Offenbarung.

Arzt:	„Ich schätze Sie haben momentan viel um die Ohren."
Kollege:	„Ja, das stimmt. Warum?"
Arzt:	„Ich habe Sie bereits mehrfach um einen Rückruf wegen eines Konsils gebeten."
Natürlich haben Sie keine Garantie, dass Sie das Konsil nun (schneller) erhalten werden. Doch hätte eine Szene im Aufzug Ihnen die Garantie gegeben? Und nun ist die Atmosphäre entspannt, sie streiten sich nicht, können sich in der nächsten Konferenz entspannt in die Augen sehen etc. Und vielleicht ruft er ja sogar zurück. Wenn sie es ärgerlich finden, dass die Kassiererin ihren freundlichen Gruß nicht erwidert, dann überlegen Sie kurz, wie es ihr wohl gerade geht. Es ist 19 Uhr, sie ist wahrscheinlich schon einige Stunden an der Kasse. Versuchen Sie einfach mal etwas wie: „Vermutlich sind Sie froh, wenn Sie bald Feierabend haben." Vermutlich werden Sie feststellen, dass sich ihre Stimmung sofort ändert. Und vielleicht wünscht Ihnen die Verkäuferin anschließend noch einen schönen Abend.	

Selbst wenn der Andere eindeutig formuliert, dass er eine Aussage auf der Beziehungsebene treffen möchte („Sie sind ein schlechter Arzt."), haben Sie noch die Gelegenheit, dieses Ohr zu ignorieren und beispielsweise die Gefühlslage des Anderen für sich oder im Dialog mit ihm zu reflektieren. Damit reduzieren Sie Ihren Stress durch Konflikte und Beschwerden deutlich.

Beispiel 2:

Patient:	„Das ist das schlechteste Krankenhaus, von dem ich je gehört habe – und Sie sind ein mieser Arzt."
Arzt:	„Sie fühlen sich offensichtlich sehr unwohl hier. Glauben Sie, die Schmerzen haben einen Einfluss auf Ihre Stimmung?"

Das häufige Trainieren des Selbstoffenbarungsohrs stärkt die Empathiefähigkeit und verbessert die Beziehungen von Ärzten zu Patienten und Angehörigen.

1.1.3.4 Resümee
„Seit meine Mutter hier bei Ihnen ist, geht es ihr immer schlechter."

Dr. Creutzfeld hat vier unterschiedliche Möglichkeiten zu antworten:	
sachlich	Mir ist auch schon aufgefallen, dass Ihre Mutter in letzter Zeit teilnahmsloser wirkt. Meinen Sie das mit „schlechter"?
Appell	Möchten Sie, dass wir eine andere Therapie ausprobieren?
Beziehung	Ich kann mir vorstellen, dass es Ihrer Mutter gut tun würde, wenn Sie sie häufiger besuchen würden.
Selbstoffenbarung	Ich habe den Eindruck, dass Sie sich Sorgen machen.

1.1.3.5 4 Ohren – Zusammenfassung
Meine vier Möglichkeiten
Gespräche haben immer vier unterschiedliche Interpretations- und Reaktionsmöglichkeiten.

Der Patient sagt: „Mir ist immer noch kalt."

Mit folgenden Ohren können Sie die Aussage interpretieren:

Sach-Ohr	Er informiert mich darüber, dass sich seit der letzten Behandlung nichts an seinem Temperaturempfinden verändert hat.
Appell-Ohr	Er bittet mich etwas zu unternehmen, damit er nicht mehr friert.
Beziehungs-Ohr	Entweder er zweifelt an meiner Kompetenz, oder er betont seine Hilflosigkeit.
Selbstoffenbarungs-Ohr	Der Patient fühlt sich unwohl.

Beobachten Sie, welche Kommunikationsstrategie Sie bevorzugen, und überlegen Sie, welche Auswirkung sie vermutlich hat.

1.1.4 Placebo

1.1.4.1 Lernziele

In diesem Kapitel lernen Sie das Mittel kennen, das dem Patienten verlässlich hilft: Die positive Wirkung der „Droge Arzt" im Rahmen des Placebo-Effektes. Doch wodurch wirken Ärzte, und wie können Sie ihre Wirksamkeit erhöhen?

1.1.4.2 Einleitung

Henry K. Beecher war verzweifelt. Als US-Militärarzt an der italienischen Front zu Nazideutschland versorgte er verwundete amerikanische Soldaten. Weil die Versorgung im zweiten Weltkrieg ins Stocken geraten war, hatte er kein Morphium mehr. In seiner Verzweiflung spritzte er den Kriegsverletzten statt des Morphins eine Kochsalzlösung. Der Erfolg war erstaunlich. Die Spritzen linderten die Schmerzen vieler Soldaten fast wie Morphin.

In den folgenden Jahren beschäftigte er sich intensiv mit diesem Phänomen. 1955 veröffentlichte er seine Forschungsarbeit mit dem Titel „The powerful placebo" (Beecher 1955).

Die folgende Untersuchung demonstriert exemplarisch das lebhafte Interesse der Forschung am Placebo-Effekt. Ärzte befragten 84 Zimmermädchen nach ihrem Körperempfinden und erfassten anschließend ihre Körperdaten. Anschließend erklärten sie der Hälfte der Gruppe, dass ihr Maß an Bewegung und Anstrengung genau der ärztlichen Empfehlung für ein optimales Gesundheitsprogramm entspreche.

In der Folgebefragung nach vier Wochen beschrieb diese Gruppe nicht nur einhellig, dass sie ein subjektiv besseres Körpergefühl habe. Vielmehr stellten die Forscher bei der erneuten Erfassung der Körperdaten fest, dass bei dieser Gruppe folgende Werte signifikant gesunken waren:
- Gewicht,
- BMI,
- Körperfettanteil,
- systolischer Blutdruck (Crum 2007).

Das Phänomen ist in der Medizin und Psychologie als positive Suggestion bekannt und seine Wirkung unumstritten. Wer positive Suggestionen im Umgang mit Patienten nutzen möchte, dem bietet das Krankenhaus ein breites Anwendungsfeld.

Tab. 1.1: Beispiele für positive Suggestion.

Situation	Betrachtungsweisen
Das Essen schmeckt nicht.	Variante 1: Das Krankenhausessen ist der missglückte Versuch einer inkompetenten Krankenhausküche, ein gutes Essen zu bereiten. Variante 2: Der Patient bekommt mit diesem Essen alles, was er momentan braucht. Es ist so zubereitet, dass es den Geschmack von möglichst Vielen trifft. Vielleicht nimmt der Patient diese Irritation (ungewohnter Geschmack) zum Anlass, über seine Essgewohnheiten nachzudenken?
Die Wartezeiten sind zu lang, und es gibt zu wenig Therapie.	Variante 1: Das sind typische Beispiele organisatorischer Inkompetenz. Variante 2: Die Unruhe und Ungeduld des Patienten sind wichtige Indikatoren seines krankmachenden, hochtourigen Alltagstrotts. Das Krankenhaus kann und soll hingegen zugleich das Zeichen und der Ort sein, aus dem Stress auszusteigen und sich fallen zu lassen. Nahezu klösterlich bietet es die Gelegenheit, sich und sein Leben zu reflektieren, in Ruhe mit Anderen zu reden oder sich auch einfach einmal in die Cafeteria zu setzen. Diese Taktung ist sinnvoll und heilend.
Das Medikament hat unangenehme Nebenwirkungen.	Variante 1: Nebenwirkungen sind Ausdruck eines unausgereiften Medikaments/ überempfindlichen Patienten/eines schlecht informierten Kollegen. Variante 2: Die Nebenwirkungen sind Indikatoren für die Wirksamkeit des Medikaments – sogar für dessen vorzügliche Wirkung.

Die Beispiele veranschaulichen, dass Sie nahezu Alles im Sinne einer besseren Therapiewirkung utilisieren können. Diese Wirkung lässt sich noch steigern. Zwar wirken Placebos auch, wenn Patienten wissen, dass sie ein Placebo erhalten. Doch sie wirken besser, wenn Patienten von ihrer Wirksamkeit überzeugt sind.[21] Eine erfolgreiche Therapie wird noch wahrscheinlicher, wenn der Arzt überzeugt ist, einem Patienten helfen zu können (Gracely 1985). Daher ist es vermutlich hilfreich zu wissen, dass der Placebo-Effekt nicht nur „eingebildet" oder rein psychologisch ist. Vielmehr imitiert das Placebo unter gewissen Umständen den Wirkmechanismus des Medikaments. Patienten, die beispielsweise in der Überzeugung ein Opiat zur Schmerzlinderung bekommen haben, weniger oder keine Schmerzen mehr haben, empfinden nach der Gabe eines Antiopiats wieder Schmerzen (Gracely 1985).

1.1.4.3 Die heilende Wirkung durch den zugewandten Arzt

Bereits die Untersuchung und manchmal sogar schon der vereinbarte Arzttermin können heilen. Das haben viele als Patienten bereits einmal bei sich selbst erlebt. Kaum ist der Patient beim Zahnarzt, sind die Schmerzen auch schon weg. Bei einer Untersuchung an Reizdarmpatienten beschrieben immerhin 28 % der Patienten

---

21 864 Schmerzpatienten wurden randomisiert mit Akupunktur behandelt. Für den Behandlungserfolg spielte es keine Rolle, ob es eine echte oder Scheinakupunktur war. 50 % höhere Behandlungserfolge zeigten hingegen die Patienten, die von der Behandlung überzeugt waren (Linde 2007).

dieses Phänomen. Ärzte, die anschließend eine Scheinbehandlung durchführten und dabei eine neutrale Beziehung zu ihren Patienten betonten, waren damit immerhin zu 43 % erfolgreich. Die mit 62 % größte Heilwirkung hatte jedoch die dritte Gruppe der Ärzte. Auch sie behandelte die Patienten nur scheinbar. Doch sie nutzte positive Suggestionen, hörte aktiv zu, fasste das Verstandene zusammen und gab den Patienten eine Rückmeldung, wie deren Schilderung auf sie wirkte (Di Blasi 2001) (s. Abb. 1.2):
- Besserung durch Untersuchung = 28 %,
- Besserung durch Scheinbehandlung = 43 %,
- Besserung durch Scheinbehandlung und Gespräch = 62 %.

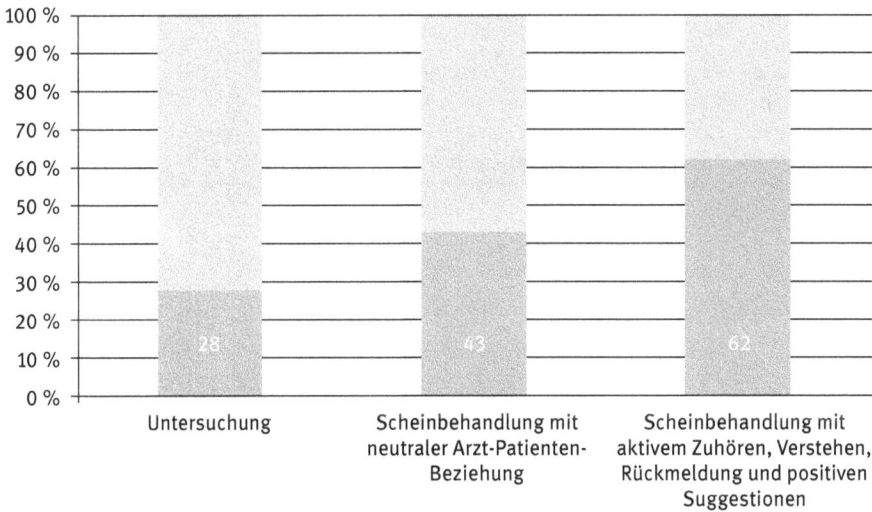

Abb. 1.2: Heilwirkung nach Scheinbehandlung (Di Blasi 2001).

Ein Arzt, der zuhört, das Gehörte zusammenfasst und Rückmeldung über die Wirkung des Patienten auf sich gibt, kann offensichtlich auch ohne medizinische Intervention hochgradig heilend wirken.[22] Doch was genau wirkt an diesen einfachen Techniken? Vielleicht ist es, dass sie dazu führen, dass Patienten diese Ärzte als empathischer, emotional involvierter, supportiver, wertschätzender und weniger urteilend empfinden. Die Tab. 1.2 zeigt die Techniken im Überblick.

---

[22] Auffällig war, dass einzelne Therapeuten der letzten Gruppe eine doppelt so hohe Zahl von Patienten mit Verbesserungen hatte. Wodurch sich diese besseren Therapeuten von den anderen unterschieden, ist noch weitgehend unklar (Zimmermann-Viehoff 2010).

Tab. 1.2: Gesprächstechniken.

Techniken	Verhaltensweisen, Beispiele
Aktiv zuhören	Arzt: körperlich zugewandt, Blickkontakt, nicken, die ganze Aufmerksamkeit auf den Patienten gerichtet (s. Kapitel 1.2).
Verstandenes zusammenfassen	Patient: „Mir tun die Knie nur weh, wenn ich aus dem Auto steige, wenn ich nach oben oder in den Keller gehe." Arzt: „Die Knie schmerzen also vor allem, wenn Sie das Bein unter Belastung strecken. Längeres Laufen ist kein Problem." Patient: „Ich kann doch nicht alle zwei Stunden Medikamente einnehmen. Das klappt doch niemals." Arzt: „Alle zwei Stunden ist Ihnen einfach zu viel. Sie haben das Gefühl, dass Sie das nicht umsetzen können." (s. auch Kapitel 1.2).
Rückmeldung, wie eine Schilderung wirkt	Patient: „Das bringt doch alles nichts mehr." Arzt: „Das klingt aber sehr verzweifelt." Patient: „Ich kann nicht mit dem Rauchen aufhören. Das weiß ich." Arzt: „Das klingt, als hätten Sie es schon einmal probiert." (s. auch Kapitel 1.2).

1.1.4.4 Placebo – Zusammenfassung

Die „Droge Arzt" kann im Rahmen des Placebo-Effektes eine erhebliche positive Wirkung entfalten. Diese können Sie steigern, indem Sie folgende Punkte beachten:

- Setzen Sie sich dem Patienten zugewandt gegenüber und sehen Sie ihn während des Sprechens und Zuhörens an (nicht starren.).
- Richten Sie Ihre volle Aufmerksamkeit auf den Patienten.
- Hören Sie aktiv zu – fassen Sie zusammen, was Sie an Fakten und Gefühlen verstanden haben.
- Beschreiben Sie, wie das Gesagte – und das nicht Gesagte – momentan auf Sie wirkt.
- Nutzen Sie positive Suggestionen, Bilder und Vergleiche.

1.1.5 Nocebo

1.1.5.1 Lernziele

In diesem Kapitel erkennen Sie, dass bereits eine leichtfertige Kommunikation, z. B. bei Verwendung einer „falschen Formulierung" negativ und krankmachend sein kann. Sie lernen negative und krankmachende Formulierungen zu vermeiden und dabei Patienten dennoch ehrlich und rechtssicher aufzuklären.

1.1.5.2 Einleitung

Fallbeispiel:

Weil seine Freundin ihn verlassen hat, will der 26-jährige Derek Adams 2007 Selbstmord begehen. Dazu schluckt er 29 Tabletten eines Antidepressivums, das ihm einige Tage zuvor verschrieben worden ist. Die Wirkung setzt schnell ein. Er fängt an zu zittern und heftig zu atmen. Als ihn sein Nachbar in die Notaufnahme bringt, ist er kaum noch ansprechbar. Obwohl die Ärzte alles Mögliche versuchen, gelingt es ihnen nicht, Derek Adams Zustand zu stabilisieren. Schließlich findet einer der Ärzte heraus, dass Derek Adams zu einer Kontrollgruppe einer Studie gehört: Er hat lediglich ein Placebo bekommen.

Als der vermeintlich todkranke Derek Adams davon erfährt, verbessert sich sein Zustand augenblicklich. Eine Viertelstunde später verlässt er das Krankenhaus (Reeves 2007).

Offensichtlich hat Bernhard Lown recht, wenn er sagt: „Worte sind das mächtigste Werkzeug, über das ein Arzt verfügt. Worte können allerdings – wie ein zweischneidiges Schwert – sowohl tief verletzen, als auch heilen" (Lown 2004).

Wie schon auch bei positiven Suggestionen, bietet das Krankenhaus ein breites Anwendungsfeld für negative Suggestionen.

Viele Ärzte versuchen, die Angst und Schmerzen ihrer Patienten zu verringern, indem sie vorher eine schmerzhafte Manipulation ankündigen und sich anschließend mitfühlend äußern. Das ist erwiesenermaßen kontraproduktiv.[23]

Befragungen zu Punktionen machten deutlich, dass Ankündigungen des Eingriffs mit Begriffen wie „stechen", „brennen", „wehtun", „schlimm" oder „Schmerz" die Angst und den Schmerz verstärken. Dabei ist es unerheblich, dass die Mediziner die Eingriffe als „nicht schmerzhaft" oder mit „Sie brauchen keine Angst zu haben" ankündigten. Allein die Begriffe erzeugen wirksame Bilder und Vorstellungen. Verneinungen wie „nicht" oder „kein" werden von den Patienten unbewusst ausgeblendet.[24]

Ersetzen Sie also Schmerz indizierende Begriffe durch positiv wirkende Bilder.

---

23 Elvira Lang weist nach, dass Angst und Schmerz bei Eingriffen verstärkt wurden, wenn in der Warnung oder mitfühlenden Äußerung negative Worte wie „stechen", „brennen", „weh tun", „schlimm" oder „Schmerz" enthalten waren (Lang 2000).
24 Wir sind nicht in der Lage uns etwas nicht vorzustellen. Versuchen Sie mal, in den nächsten fünf Sekunden nicht an den rosa Elefanten zu denken!

1.1.5.3 Und so geht's

Negativ	Positiv
Wir spritzen Ihnen…	Wir geben Ihnen…
Sie werden nichts mehr spüren.	Es wird angenehm taub.
Der schlimmste Teil ist dann vorbei.	Sie können dann bald schon wieder…
Versuchen Sie, den Schmerz einfach zu ignorieren.	Was würden Sie machen, wenn Sie sechs Richtige im Lotto hätten?
Das gibt nur einen kleinen Stich.	Atmen Sie bitte ruhig und tief ein und aus. (Beim dritten Ausatmen dann das Mittel geben.)
Das tut jetzt mal kurz weh.	„… Vorbei!"
Das brennt mal kurz.	Es wird jetzt vielleicht für einige Sekunden warm.
Versuchen wir mal das. Merken Sie schon was? – Das Wort „versuchen" implizierte eine Verunsicherung und die Erwartung eines Scheiterns. – „Versuchen Sie, die Medikamente regelmäßig einzunehmen." drückt aus, dass der Arzt erwartet, dass der Patient die Anordnung nicht befolgen wird.	Bestimmt merken Sie schon, dass es schon etwas (… z. B. angenehmer) wird.
Vielleicht hilft das.	Das hat schon Vielen geholfen.

1.1.5.4 Fahrlässige Tötung?

Wer Situationen als bedrohlich empfindet – zum Beispiel vor einer Operation, bei schwerer Krankheit, nach einem Unfall und bei starken Schmerzen oder Müdigkeit ist besonders empfänglich für negative Suggestionen.[25]

Dann sind Problem indizierende Formulierungen hochgradig wirksame, sich oft selbsterfüllende Bilder.

– „Ihre Wirbelsäule ist ein Wrack."
– „Eine falsche Bewegung kann zu Lähmungen führen."
– „Sie könnten sonst daran sterben."

Doch es kann auch fatal sein, einen Krebspatienten lange auf sein Untersuchungsergebnis warten zu lassen. Die Angst und die Vorstellung des schlechten Ergebnisses

---

[25] Patienten mit vermehrter Angst, Depressivität und Somatisierungsneigung geben mit höherer Wahrscheinlichkeit unerwünschte Wirkungen nach Umstellung auf ein Generikum an (Häuser, Hansen & Enck 2012).

haben so viel Gelegenheit, sich irreversibel in die Vorstellung des Patienten einzu-
brennen.

Wenn innere Bilder eine stark hypnotische Kraft haben, wirken physische Bilder
natürlich ebenso. Je mehr radiologische Aufnahmen ein Patient mitbringt, umso
wahrscheinlicher werden sich seine Schmerzen chronifizieren; er bekommt die Bilder
nicht mehr aus dem Kopf (Heier, 2012).

„Wir wissen genau, welche Bedeutung Angst und Hoffnung für den Krankheits-
verlauf haben. Trotzdem speisen wir die Patienten in den Praxen mit einer Vier-Minu-
ten-Medizin ab. Aussagen wie ‚Wir können nichts mehr für Sie tun' sind ganz fatal.
Vielleicht sogar fahrlässige Tötung." sagt Karin Meissner, Leiterin der Arbeitsgruppe
Experimentelle Psychosomatik an der Ludwig-Maximilians-Universität in München
(Heier 2009).

1.1.5.5 Macht ehrliche Aufklärung Patienten krank?

Das Wissen um die selbsterfüllenden Effekte negativer Aussagen und die Verpflichtung zur Aufklärung über eine Behandlung und ihre möglichen Nebenwirkungen
scheint sich auf den ersten Blick zu widersprechen. Für den klinischen Alltag bieten
sich im Wesentlichen drei Wege an.

Die erste Möglichkeit: Die meisten Aufklärungen lassen sich positiv oder lösungsori-
entiert formulieren.

Negativ/problemorientiert	Positiv/lösungsorientiert
10 % der Patienten berichten über die Nebenwirkung ...	Die meisten Patienten vertragen die Maßnahme sehr gut.
Sie werden jetzt einen Stich und ein Brennen am Rücken spüren, als hätte Sie eine Biene gestochen, das ist der schlimmste Teil der ganzen Prozedur. – Hier beschreiben die Patienten den Schmerz auf der visuellen Analogskala mit 5,2 Punkten (Varelmann 2010).	Wir werden Ihnen jetzt eine Lokalanästhesie geben. Sie macht den Bereich taub, wo wir die Epidural-Spinal-Anästhesie durchführen, damit es für Sie angenehm ist. – Hier beschreiben Patienten den Schmerz mit 3,1 Punkten.
Das tut nicht weh.	Es kann sein, dass es sich 30 Sekunden lang kalt, nass oder kühl anfühlt. Manche beschreiben es auch als Kribbeln.
Jetzt machen Sie sich mal keine Sorgen.	Wir passen gut auf Ihre Mutter auf.
Momentan haben wir keinen Platz für Sie.	Das nächste freie Bett bekommen Sie.
Melden Sie sich wieder bei mir, wenn Sie Schmerzen haben.	Ich bin für Sie da.
Manchen wird davon übel.	Die meisten vertragen das Medikament sehr gut.

Negativ/problemorientiert	Positiv/lösungsorientiert
Sie brauchen keine Angst zu haben.	Ich bin währenddessen gleich neben Ihnen.
Es passiert schon nichts.	Das Gerät wird während der Untersuchung einige Minuten sehr laute Geräusche machen. Das ist ganz normal.

Die zweite Möglichkeit ist das „erlaubte Verschweigen": Der Arzt fragt den Patienten zum Beispiel vor der Verschreibung eines Medikaments, ob er damit einverstanden ist, keine Informationen über milde und/oder passagere Nebenwirkungen zu erhalten. Über mögliche schwere und/oder irreversible Nebenwirkungen muss der Patient jedoch aufgeklärt werden.

Als dritte Möglichkeit bietet sich die Patientenedukation an: Hansen, et al. zeigten dass die Schulung von Patienten mit chronischen Schmerzen durch einen Apotheker die Anzahl unerwünschter Medikamenten-Wirkungen von 4,6 % auf 1,6 % reduzierte (Häuser, Hansen & Enck 2012).

Da Vertrauen die Summe der eingehaltenen Versprechen ist, können Unwahrheiten wie „Das tut gar nicht weh!" oder „Das ist gleich vorbei." das Arzt-Patientenverhältnis dauerhaft belasten. Daher ist eine offene und mit möglichst positiven Bildern wirkende Beschreibung dessen, was der Patient möglicherweise erleben wird, meist vorzuziehen.

1.1.5.6 Nocebo – Zusammenfassung

- Eine leichtfertige Kommunikation, z. B. bei Verwendung einer „falschen Formulierung" kann negative Auswirkungen haben. Vermeiden Sie daher Begriffe wie Angst, Sorgen, Schmerz, Spritzen, Stich, tut weh, brennt, spüren, schlimm, versuchen, vielleicht.
- Nutzen Sie lösungsorientierte Formulierungen und positive Bilder und beschreiben Sie, was passieren wird/soll und nicht, was nicht passieren wird.
- Vermeiden Sie es, Patienten angstindizierend lenken zu wollen: „Sie könnten im schlimmsten Fall daran sterben."
- Sagen Sie dem Patienten nach einer Untersuchung möglichst bald die Ergebnisse.

1.2 Gesprächstechniken

1.2.1 Fragetechniken

1.2.1.1 Lernziele

Sie lernen, die wichtigsten Fragetechniken kennen und situativ angemessen einzusetzen.

1.2.1.2 Fallbeispiel

Nachdem die sechsjährige Rita Sport beim Schulschwimmen gestürzt ist, bringt sie ein Lehrer ins Krankenhaus. Nach der ersten orientierenden klinischen Untersuchung möchte Dr. Czerny mit Rita noch etwas plaudern, um so eine Gehirnerschütterung abschließend ausschließen zu können.

Gespräch zwischen dem Arzt, Dr. Czerny, und der sechsjährigen Rita	
Sag mal Rita, du gehst ja schon zur Schule, stimmt's?	Ja.
Macht dir die Schule Spaß?	Jahh... [etwas zögerlich]
Ich sehe gerade, dass du letzte Woche Geburtstag hattest. Habt ihr denn auch gefeiert?	Ja.
Waren denn auch deine Freunde da?	Ja.
Was hast du denn alles bekommen?	Ein Fahrrad, ein Schlauchboot, eine Angel. Und einen Pullover von der Oma.
Angeln ist für Mädchen ja eher ungewöhnlich. Gehst du denn manchmal angeln?	Ja, mit Papa.
Hast du schon mal einen Fisch gefangen?	Nein.

Im anschließenden Gespräch mit dem Oberarzt Dr. Heubner schildert Dr. Czerny, dass auf den ersten Blick alles in Ordnung scheint. Doch Ritas verhaltene Reaktion im Gespräch lässt bei ihm doch einen leisen Verdacht auf eine *Commotio cerebri* zurück. Die Beiden gehen einmal gemeinsam zu Rita.

Anschließendes Gespräch zwischen dem Oberarzt, Dr. Heubner, und der sechsjährigen Rita	
[Dr. Heubner tastet Ritas Hinterkopf und Nacken ab.] Tut das weh?	[Rita schüttelt verneinend den Kopf.]
Möchtest du zur Sicherheit eine Nacht hier bleiben?	Nein.
Was machst du denn normalerweise, wenn du nach Hause kommst?	Ich helfe, den Tisch zu decken.

Nett von dir. Was machst du dann?	Dann essen wir, und anschließend darf ich eine Stunde spielen. Dann mache ich die Hausaufgaben. Und dann darf ich Fernsehen, oder ich spiele mit Lego.
Und was baust du am liebsten mit Lego?	Ich baue mit meinem Bruder einen Sternenzerstörer. Dafür haben wir uns ganz viele Steine besorgt, und der wird richtig groß.
Dann schlage ich vor, dass dich deine Mama gleich mit nach Hause nimmt, damit du an deinem Sternenzerstörer bauen kannst.	...

Dr. Czerny: „Bei mir hat das kleine Biest kein Wort gesagt."
Dr. Heubner: „Ich stelle Kindern als Erstes möglichst eine Frage, auf die sie mit einem Nicken oder Kopfschütteln antworten können. Als Nächstes versuche ich dann eine kurze Antwort zu bekommen. Wenn sie erst einmal ja oder nein gesagt haben, baue ich offene Fragen ein. Mit einer offenen Frage zu beginnen, scheint Einige eher zu verschrecken als zu öffnen."

1.2.1.3 Geschlossene vs. offene Fragen

Geschlossene Fragen geben dem Angesprochenen die Möglichkeit mimisch oder mit einem „ja", „nein", „weiß nicht" zu antworten. „Gehst du schon zur Schule?" „Magst Du Reis?" „Ist dein Vater auch hier?"

Offene Fragen, werden auch W-Fragen genannt, da Fragewörter im Deutschen mit einem W beginnen: Wer, wo, was, wieso, weshalb. Sie machen ausführlichere Antworten wahrscheinlicher, z. B. „Was hat Ihnen am Medizinstudium am meisten Spaß gemacht?" oder „Was gehört für Sie zu einem guten Stationsablauf?".

Zwar kann der Andere auch bei geschlossenen Fragen ausführlich antworten und ein „Treiben Sie Sport?" zu einer langatmigen Schilderung vom ungewollten Ende einer sportlichen Laufbahn führen.

Ebenso kann die Antwort auf die offene Frage „Was hat Ihnen am Medizinstudium am meisten Spaß gemacht?" einfach „Anatomie" sein.

Doch in Summe führen geschlossene Fragen eher zu kurzen Antworten, offene Fragen eher zu ausführlichen Antworten.

1.2.1.4 Geschlossene Fragen

Geschlossene Fragen dienen vor allem dazu eine Vermutung zu bestätigen. Daher ist ihr Informationsgehalt geringer. „Haben Sie häufig Kopfschmerzen?" – „Ja."

Sie können jedoch helfen, Vielredner beim Thema zu halten und unnötige Abschweifungen einzudämmen.

Weil sie in der Regel zu schnellen Antworten führen neigen viele Ärzte, vermutlich oft unbewusst, dazu geschlossene Fragen zu stellen.[26]

Nachteile geschlossener Fragen:

Da geschlossene Fragen vor allem der Erkenntnisvertiefung dienen, fördern sie ten-
denziell ein distanziertes Verhältnis zwischen den Gesprächspartnern. Daher sind sie
beispielsweise zur Gesprächseröffnung kaum geeignet.

Die geschlossene Frage „Geht's gut?" ist leicht als freundlich-oberflächlicher
Gruß zu erkennen, wohingegen die offene Frage „Wie geht es Ihnen?" ein Gesprächs-
angebot impliziert – und im Vorbeigehen zugerufen – eher kränkend wirkt. Wer also
ein Gespräch kurz halten oder beenden möchte, ist mit geschlossenen Fragen gut
beraten.

Bei der Anamnese sind geschlossene Fragen erst nach einem Anfangsverdacht
hilfreich; die erste Klärungsarbeit, die zunächst einmal eine grobe Suchrichtung
vorgibt, lässt sich durch geschlossene Fragen nicht beschleunigen (Langewitz 2010).

Dazu empfehlen sich offene Fragen.

1.2.1.5 Offene Fragen

Am Anfang des Patientengesprächs ist es ratsam, Patienten ungehindert und ohne
Unterbrechung erzählen zu lassen. Die Sorge, dass diese Schilderungen ausufern
könnten, ist unbegründet. Bei Beobachtungen hat sich gezeigt, dass die meisten
Patienten weniger als eine Minute brauchten, um ihre Beschwerden oder den Grund
ihres Kommens zu schildern (Müller 2004). Was Patienten von sich aus sagen (und
vom Arzt auch verstanden wird), braucht dieser nicht mehr zu fragen. Doch circa drei
Viertel der Patienten benötigen eine zusätzliche Anregung durch ärztliches Fragen
(Langewitz 2010).

Wer seinen Patienten die Gelegenheit gibt, den Grund ihres Kommens in ihnen
wichtigen Zusammenhängen zu schildern, erhält nützliche Informationen über ihre
Vorstellung zu möglichen Krankheitsursachen, erfährt von ihren Sorgen, Erwartungen und Hoffnungen. All das wird das kommende Arzt-Patientenverhältnis maßgeblich prägen. Zudem wurde in einem Wiener Feldversuch gezeigt, dass die Zufriedenheit der Patienten signifikant ansteigt, wenn der Arzt anfangs eine Minute nur
zuhört.[27]

---

26 Durchschnittlich stellen Ärzte im Patientengespräch auf 1 offene 5,8 geschlossene Fragen (Berry
2003).
27 (14.05.2002), Schlussbericht der der Enquete-Kommission „Recht und Ethik der modernen Medizin". Drucksache 14/9020: Deutscher Bundestag.

Die Praxis sieht oft anders aus (Nowak 2010):

- Ärztinnen unterbrechen eine anfängliche Problemschilderung der Patienten im Durchschnitt nach 18 Sekunden, ihre männlichen Kollegen nach 14 Sekunden.
- Nur 23 % der Patienten können eine anfängliche Problemschilderung abschließen.
- Von 51 Patienten konnte nur einer seine anfänglich unterbrochene Problemschilderung später vollenden.
- 94 % aller Unterbrechungen endeten mit dem Rederecht auf ärztlicher Seite.
- Je länger Ärzte/innen mit der Unterbrechung warteten, desto mehr Beschwerden der Patienten kamen zur Sprache.
- Die Reihenfolge der Patientenbeschwerden entspricht nicht der klinischen Bedeutung.
- Wurde die anfängliche Beschwerdeschilderung nicht unterbrochen, war sie zumeist nicht länger als 1 Minute, und keine dauerte länger als 150 Sekunden.

Offene Fragen sind daher wichtig, um eine vollständige Beschwerdeliste zu erhalten und ggf. von weiteren Anliegen des Patienten zu erfahren.

Um ein offenes, patientenorientiertes Gespräch zu begünstigen, empfiehlt es sich zunächst offene Fragen zu verwenden und geschlossene Fragen im Sinne eines spät schließenden Fragetrichters erst im weiteren Verlauf einzusetzen (Langewitz 2010).

Beispiel eines Fragetrichters von offenen zu geschlossenen Fragen.

- Wie ist das passiert?
- Wann war das?
- Wie hat es angefangen?
- Waren die Schmerzen anfangs nur in der Brust?
- Hatten Sie damals auch noch andere Beschwerden?
- Haben Sie die Medikamente vertragen?
- Wurden Ihnen davon übel?

Nachteile offener Fragen:

Offene Fragen erleichtern es Patienten, unangenehmen Themen auszuweichen und begünstigen Abschweifungen.

Beispiel:

Arzt: „Was meinen Sie damit, dass Sie die Medikamente nicht vertragen?"
Patient: „Ich fühle mich danach einfach wie in Watte. Gestern Abend habe ich die letzte Tablette vor dem Essen genommen. Beim Fernsehen danach konnte ich mich schon nicht mehr konzentrieren. Es fällt mir in letzter Zeit sowieso schwerer mich zu konzentrieren. Ich kann mich kaum mehr daran erinnern ..." usw.

Tab. 1.3: Vor- und Nachteile offener und geschlossener Fragen.

	Offene Fragen	Geschlossene Fragen
	– führen oft zu unerwarteten Erkenntnissen, – geben die Gelegenheit, in eigenen Zusammenhängen zu erzählen.	– dienen vor allem der Erkenntnisvertiefung.
Vorteile	– Was Patienten von sich aus sagen, brauchen Ärzte nicht mehr zu fragen. – Sie demonstrieren eine am Menschen interessierte Haltung.	– Sie führen eher zu kurzen, schnellen Antworten. – Sie helfen, unnötige Abschweifungen einzudämmen.
Nachteile	– Die Antworten sind meist länger. – Sie begünstigen Abschweifungen. – Sie erleichtern, unangenehmen Themen auszuweichen.	– Der Informationsgehalt ist geringer (Antwortmöglichkeiten sind vorgegeben). – Sie fördern tendenziell ein distanziertes Verhältnis. – Sie sind zur Gesprächseröffnung kaum geeignet.

Geschlossene Fragen werden meist deutlich schneller beantwortet als offene Fragen. Probieren Sie es aus, indem Sie die folgenden beiden Fragen für sich beantworten:
– „Hatten Sie Biologie in den Abi-Prüfungsfächern?"
– „Was hat Sie während Ihres Studiums am meisten geprägt?"

Wer bei offenen Fragen mit einer ebenso schnellen Antwort rechnet, wie bei geschlossenen, reagiert schnell ungeduldig – und stellt dann eine Zusatzfrage, erfahrungsgemäß eine geschlossene.
– „Wie geht es denn mit Ihrem Bein." ... „Tut es noch weh?"
– „Welche Hilfe haben Sie Hause?" ... „Ist jemand aus der Familie für Sie da?"

Es werden also Fragen kombiniert.

1.2.1.6 Kombinierte Fragen
Kombinierte Fragen sind in alltäglichen Gesprächen sehr verbreitet.
– „Sind sie einverstanden? Oder wollen Sie es sich lieber noch einmal überlegen?"
– „Wollen wir etwas essen oder lieber erst einmal spazieren gehen?"

In Gesprächen mit Patienten können kombinierte Fragen jedoch hinderlich sein, denn
– sie können zu unklaren Antworten führen. Besonders bei längeren Sätzen wird schnell missverstanden, auf welchen Teil der Frage sich die Antwort des Patienten bezieht:
  – „Möchten Sie es mal alleine probieren? Wäre vielleicht ganz gut, Sie wollen doch bald nach Hause gehen, ja? Gestern Morgen ging es ja schon besser.

Doch gestern Abend sahen Sie ein wenig wackelig auf den Beinen aus. Oder soll ich Ihnen besser eine Schwester rufen?"

- sie können wenig Orientierten, schlecht Hörenden oder Wenig-Deutsch-Sprechenden durch ihre Länge und komplexere Struktur überfordern,

- bei vielen Patienten, die nicht wissen, auf welche der Fragen sie antworten sollen, führen sie regelmäßig zu ausschweifenden und thematisch unzusammenhängenden Antworten. Wen kombinierte Fragen irritieren oder überfordern, reagiert oftmals kreativ und redet dann „einfach mal drauflos". So liegt es auch an kombinierten Fragen, wenn Patienten plötzlich assoziativ abschweifen (Guntern 1993).

1.2.1.7 Eindeutige vs. unklare Fragen

In Arzt-Patienten-Gesprächen kommt es regelmäßig zu Missverständnissen, weil die Beteiligten von unterschiedlichen Qualitäten/Quantitäten ausgehen.

Unklare Frage	Eindeutige Frage
Rauchen Sie viel? (Haben beide das gleiche Verständnis von viel?)	Rauchen Sie mehr als fünf Zigaretten am Tag?
Ernähren Sie sich gesund? (Gibt es ein gemeinsames Verständnis von gesund?)	Was haben Sie heute gefrühstückt? (Je konkreter und zeitlich eingegrenzter Sie die Frage stellen, umso ehrlicher ist erfahrungsgemäß die Antwort.)
Treiben Sie Sport? (Achtung: Die Frage indiziert bei einigen Patienten eine sozial erwünschte Antwort. Das kann zu falschen oder kuriosen Antworten führen: „Ich habe mal Fußball gespielt.")	Wie oft waren Sie letzte Woche beim Sport/draußen/...?
Trinken Sie regelmäßig Alkohol? (Achtung: Jedes Jahr zu Silvester ist regelmäßig und für manche zählt Bier nicht zu Alkohol.)	Wie viel Bier, Wein oder anderen Alkohol haben Sie in der letzten Woche getrunken?

1.2.1.8 Psychologisierende vs. lösungsorientierte Fragen

Bei psychologisierenden oder problemorientierten Fragen geht der Fragende von einem kausal-linearen Ursache-Wirkungsschema aus: Wer die Ursache des Problems kennt, weiß wie es zu lösen ist. In mechanistischen Systemen ist das ein guter Lösungsweg. Warum funktioniert der Monitor nicht? Weil er keinen Strom hat. Warum hat er keinen Strom? Weil das Kabel defekt ist. Lösung: ... Menschliches Verhalten ist jedoch nur selten kausal-linear erklärbar und lösbar.

Psychologisierende Frage	Lösungsorientierte Frage
„Warum haben Sie Angst vor dem Fliegen?" *„Ich habe immer die Bilder vom 11. September vor Augen."* *Können Sie nicht an etwas anderes denken? Nein.*	*„Was könnte Ihnen gegen Ihre Flugangst helfen?"* *„Wenn eines meiner Kinder mich begleitet."*
„Warum haben Sie denn so eine Angst vor dem Eingriff?"	*„Was würde Sie überzeugen, den Eingriff machen zu lassen?"*
„Warum ist der vorübergehende Verlust Ihrer Haare so wichtig für Sie?"	*„Was würde Ihnen helfen den vorübergehenden Verlust Ihrer Haare besser zu ertragen?"*

Diese Fragetechnik hilft besonders bei bereits länger diskutierten Themen eine neue Perspektive einzunehmen. Oftmals führt diese Frage dann sehr schnell zu einer Lösung.

1.2.1.9 Sondierungsfragen

Sondierungsfragen ermutigen Patienten ihre Haltung und Gedanken zu dem Thema frei zu äußern.
– „Was würden Sie sagen, wenn ich Ihnen raten würde mit dem Rauchen aufzuhören?"

Diese Frageform kann sehr hilfreich sein, wenn Sie zuerst die Zustimmung zu einem möglicherweise kritischen Vorschlag überprüfen möchten.
– „Was könnte Sie dazu bringen, die Therapie frühzeitig abzubrechen?"

1.2.1.10 Konfrontationsfragen

Konfrontationsfragen helfen, Widersprüche oder innere Konflikte aufzudecken oder sie aufzulösen.
– Beim letzten Mal habe ich notiert, dass Sie die Medikamente gut vertragen. Verstehe ich Sie jetzt richtig, dass Sie sie seit einem Monat nicht mehr nehmen, weil Ihnen schwindelig wurde?
– Was meinen Sie, wenn Sie sagen: „Das bringt ja alles nichts mehr?"

1.2.1.11 Reflexionsfragen

Reflexionsfragen vertiefen eine Aussage, um ein gemeinsames Verständnis sicherzustellen.
– Sie sagten, dass es Ihnen schon viel besser geht? Woran machen Sie das fest?
– Sie sagen, Sie trinken nicht mehr so viel Alkohol. Was ist denn „nicht mehr viel"?
– Sie sagten, Ihre Mutter käme zu Hause ganz gut alleine zurecht. Wobei brauchte sie denn bisher Unterstützung?

1.2.1.12 Interpretationsfragen

Interpretationsfragen verdeutlichen die Schlussfolgerung einer Aussage.
- Sie meinen also, dass die Therapie sie nicht weiterbringt?
- Verstehe ich Sie richtig: Sie haben Sorge, dass das Medikament die Wahrscheinlichkeit, dass Sie stürzen, erhöht?

1.2.1.13 Zirkuläre Fragen

Zirkuläre Fragen animieren Patienten zu einem gedanklichen Rollenwechsel.
- Wenn Sie an meiner Stelle wären, welchen Rat würden Sie dann geben?
- Was würde sich in Ihrer Familie ändern, wenn Ihre Tochter nicht mehr ...?

Mit zirkulären Fragen können Sie beispielsweise erfahren, was der Patient von Ihnen erwartet.

1.2.1.14 Fragetechniken – Zusammenfassung
Geschlossene Fragen

Führen eher zu kurzen Antworten:
- „Haben Sie noch eine Frage?"

Offene Fragen

Sie halten das Gespräch möglichst vielschichtig und vermitteln Interesse und Nähe:
- „Was halten Sie von dem Vorschlag?"

Eindeutige Fragen

Sie enthalten klare Qualitäts- oder Quantitätsangaben.
- Nicht eindeutig: „Rauchen Sie viel?"
- Eindeutig: „Rauchen Sie mehr als fünf Zigaretten am Tag?"

Lösungsorientierte Fragen

Statt ein bereits länger diskutiertes Problem mit der Warum-nicht-Frage zu vertiefen, fragen Sie nach der (den) notwendigen Bedingung(en) für eine Lösung:
- „Unter welchen Bedingungen wären Sie bereit sich bald operieren zu lassen?"

Sondierungsfragen

Sie ermutigen Patienten, ihre Haltung und Gedanken zu einem Thema frei zu äußern.

– „Was würden Sie sagen, wenn ich Ihnen raten würde mit dem Rauchen aufzuhören?"

Konfrontationsfragen

Sie helfen, Widersprüche oder innere Konflikte aufzudecken oder sie aufzulösen.

– „Was meinen Sie damit: Das bringt ja alles nichts mehr?"

Reflexionsfragen

Sie vertiefen eine Aussage um ein gemeinsames Verständnis sicherzustellen.

– „Sie sagten, dass es Ihnen schon viel besser geht? Woran machen Sie das fest?"

Interpretationsfragen

Sie verdeutlichen ein Problem, indem sie eine Schlussfolgerung verdeutlichen.

– „Sie meinen also, dass die Therapie sie nicht weiterbringt?"

Zirkuläre Fragen

Sie animieren Patienten zu einem gedanklichen Rollenwechsel.

– „Wenn Sie an meiner Stelle wären, was würden Sie dann einer Patientin raten?"

1.2.2 Stille Gesprächspartner aktivieren

1.2.2.1 Lernziele

Sie lernen Techniken, stille oder zurückhaltende Patienten zu aktivieren.

1.2.2.2 Fallbeispiel

Frank Stiller kommt in das Untersuchungszimmer von Dr. Ehrlich, drückt ihm kurz die Hand und setzt sich anschließend auf die vordere Kante des Stuhls.

Gespräch zwischen Dr. Ehrlich (Arzt) und Frank Stiller (Patient)	Anmerkung
Was führt Sie zu mir? Ich habe Probleme mit dem Wasserlassen. *Das heißt, Sie können nicht richtig Wasser lassen?* Nein. Ich gehe zu oft auf die Toilette. *Darf ich fragen, wie oft sie gehen?* So einmal die Stunde.	Früh gestellte geschlossene Fragen erhöhen das Risiko, den Patienten nicht richtig verstanden zu haben. Offensichtliche Missverständnisse senken das Vertrauen des Patienten in den Arzt. Beim Ansprechen sensibler Themen können Sie sich eingangs „die Erlaubnis" zum Fragen holen, z. B. „Darf ich fragen...?"
Das ist bestimmt lästig. Was stört Sie daran am meisten? Dass ich auch auf der Arbeit ständig zum Klo renne. Das nervt.	Besonders bei verschlossenen Patienten sollten Sie gezielt offene Fragen stellen. Sie neigen sonst zu Ja- Nein-Antworten.
[Frank Stiller schaut Dr. Ehrlich an und nickt fast unmerklich. Dr. Ehrlich nickt leicht zurück.] *Ich meine, jede Stunde zur Toilette, das reißt einen ja immer wieder raus, nicht?*	Als Zeichen, dass er mit seiner Schilderung fertig ist, blicken Sprecher dem Zuhörer kurz mit einem Nicken in die Augen. Der Zuhörer, der dieses kleine Nicken erwidert, animiert den Anderen zum Weiterreden, ohne dass dieser das bewusst wahrnimmt.
[Dr. Ehrlich nickt wiederum, sagt aber nichts. Es entsteht eine, nur wenige Sekunden lange, etwas peinliche Stille.] [Frank Stiller, abrupt] Ich muss ja immer an den Büros der Anderen vorbei und was weiß ich, was die sich dabei denken.	Eine der besten Methoden mehr von jemandem zu erfahren ist, die Stille nach einer Antwort auszuhalten. Die Technik ist besonders interessant, da die erste Antwort meist geplant und überdacht ist. Das Bedürfnis, die peinliche Stille zu überbrücken führt eher zu ungeplanten – und daher offeneren – Antworten.
Die Anderen? Genau genommen geht es vor allem um meinen Chef. Was denkt der wohl, wenn ich ständig auf die Toilette gehe? Ich meine, ich bin ja auch erst seit drei Monaten in der Abteilung.	Wiederholen Sie einen Schlüsselbegriff oder das letzte Wort als Frage. So werden Sie viele Ihrer Gesprächspartner zum Weiterreden animieren.

Gespräch zwischen Dr. Ehrlich (Arzt) und Frank Stiller (Patient)	Anmerkung
Es geht also vor allem darum, was der Chef über ihre stündlichen Toilettengänge denkt? Ja, vielleicht ist es tatsächlich eine gute Idee, dass ich mal mit ihm über meine Prostata-Probleme spreche. Vermutlich bin ich ja nicht der einzige Mann bei uns mit solchen Problemen. Aber das ist es nicht nur. *Da gibt es anscheinend noch etwas anderes.* Wenn ich nicht sofort beim leisesten Blasendruck losgehe, komme ich manchmal schon mit einem Fleck auf der Hose am WC an. Noch hat das, glaube ich, keiner gesehen. Aber das ist mir sehr unangenehm. In meinem Alter. *Ich habe den Eindruck, dass Sie glauben, dass das in Ihrem Alter sehr ungewöhnlich ist.* Ach, ich weiß nicht. Das gehört zum Älterwerden wohl irgendwie auch dazu. *Es geht vor allem also um ungewolltes Wasserlassen?* Ja. *In Ordnung. Was möchten Sie heute noch mit mir besprechen?*[28] *[…]*	Wenn Sie das Verstandene in eigenen Worten wiederholen (Paraphrasieren), signalisieren Sie Verständnis und geben dem Anderen das Gefühl angenommen zu sein. Wenn er sich in Ihrer Aussage nicht genau wiederfindet, wird er den fehlenden Teil ergänzen. Patienten, die sich angenommen und verstanden fühlen, entwickeln oft spontan Ideen, wie sie ihre Situation aus eigener Energie verbessern können. Ein Phänomen, das sich Therapeuten zu Nutzen machen. Sprechen Sie aus, was Sie verstanden haben – ohne zu hinterfragen oder zu beurteilen. Mit Paraphrasen geben Sie Patienten – wie mit Wiederholungen – das Gefühl „angenommen zu sein". So stärken Sie die emotionale Bindung. Diese Technik sollten Sie nur spärlich einsetzen, da die Gesprächspartner sie sonst ggf. als eine Art „Papageienreflex" erleben (Geisler 1992). Indem Sie Patienten mit ihren Gefühlen und Eindrücken konfrontieren, regen Sie sie zu einer Selbstreflektion an.[29] Mit der Zusammenfassung überprüfen Sie, ob Sie den Behandlungsauftrag richtig verstanden haben und beenden den ersten Gesprächsteil.

1.2.2.3 Stille Gesprächspartner aktivieren – Zusammenfassung

- W-Fragen: (Wie, womit, weshalb ...) können nicht mit Ja oder Nein beantwortet werden.
- Pause aushalten: Schauen Sie interessiert und sagen Sie wenige Sekunden nichts. Nicht starren!
- Zurück nicken: Ihr Gegenüber nickt am Ende seiner Aussage. Ihr Zurücknicken bedeutet: Rede weiter.

---

28 Nach der vollständigen Beschwerdeschilderung sollten sich Ärzte mit einer offenen Frage nach weiteren Anliegen erkundigen, da sie nur so eine vollständige Beschwerdeliste erhalten. Geschlossene Fragen wie: „Haben Sie noch etwas auf dem Herzen?" verhindert bei der Mehrzahl der Patienten, dass sie weitere Anliegen nennen (Nowak 2010).

29 Indem ich meinem Patienten helfe, über seine Gefühle und Konflikte mehr Klarheit zu gewinnen, schaffe ich gleichzeitig für ihn auch die Voraussetzungen, sich damit konstruktiv auseinander zu setzen. Beim Spiegeln erfolgt also in erster Linie eine „Verbalisierung emotionaler Erlebnisinhalte" (Finke 1970).

- Zusammenfassen: So überprüfen Sie, ob Sie alle wichtigen Punkte richtig verstanden haben. So sichern Sie das gemeinsame Verständnis.
- Paraphrasieren: Durch einfaches Umformulieren geben Sie das Gefühl „angenommen zu sein" und stärken die emotionale Bindung.
- Gefühle verbalisieren: Indem Sie die Gefühle des Anderen in Worte fassen, regen Sie zu einer Reflexion seiner Gefühle und Glaubenssätze an.
- Schlüsselbegriff wiederholen: Wiederholen Sie einen Schlüsselbegriff als Frage.

1.2.3 Umgang mit Vielrednern

1.2.3.1 Lernziele

Sie lernen
- die häufigsten Ursachen für großen Redebedarf bei Patienten und Angehörigen kennen,
- auf Vielredner angemessen zu reagieren.

1.2.3.2 Die Situation des Patienten

Die Gründe, die Patienten und Angehörige dazu führen, überdurchschnittlich oder gar ungebührlich viel mit Ärzten und Pflegenden reden zu wollen, sind unterschiedlich.
- Einige haben einen hohen Informationsbedarf, der oftmals aus einer Unsicherheit entsteht.
- Aufgrund einer persönlichen Angst möchten manche Patienten ihren Arzt über jedes möglicherweise bedeutsame Detail informieren. Naturgemäß können Patienten dabei nicht zwischen medizinisch relevant und nicht relevant unterscheiden.
- Anderen Patienten gibt eine persönliche, nahezu freundschaftliche Beziehung zu ihrem Arzt das Gefühl der Sicherheit. Sie neigen daher dazu, mit ihm über Persönliches sprechen zu wollen, um die Bindung zu festigen.
- Manche suchen in dem anonym und technisiert wirkenden Krankenhaus menschlichen Kontakt und tröstende Nähe.
- Viele ältere Patienten kennen noch eine Kultur, in der es ausreichend Zeit für ausführliche Gespräche gab.
- Bei manchen ist der hohe Redebedarf auch in ihrer Persönlichkeit angelegt.
- In keinem Fall ist es jedoch angemessen in solchen Situationen abwertend von Logorrhöe zu sprechen. Eine solche Bezeichnung negiert die Bedeutung des Gesprächs für den Patienten und pathologisiert ihn unangemessen.

1.2.3.3 Die Situation des Arztes

Das Gespräch zwischen Arzt und Patient ist die wichtigste diagnostische und therapeutische Intervention.[30] Doch ökonomische und bürokratische Aspekte spielen im Krankenhaus zunehmend eine wichtige Rolle, inklusive des damit verbundenen Kosten- und Zeitdrucks. Dieser Druck zwingt den Arzt oft die Patientengespräche eher auf das medizinisch Notwendige als auf das menschlich Angemessene zu begrenzen; wissend, dass eine solche Trennung weder hilfreich noch richtig ist.

Wer sich gezwungen sieht, den Redeanteil eines Patienten oder Angehörigen zu begrenzen, sollte dabei das gute Arzt-Patienten-Verhältnis beachten, dass die Basis für eine vertrauensvolle und heilende Zusammenarbeit ist.

1.2.3.4 Und so geht's

Stimmen Sie bei der Terminfindung und am Anfang des Gesprächs kurz ab, wie lange Sie die Gesprächsdauer einschätzen – und fragen Sie Patienten, ob die Zeit aus ihrer Sicht ausreicht. Auf diese Absprache können Sie sich später ggf. beziehen.

Wenn Ihr Gesprächspartner Ihnen in seinem Redefluss keine Gelegenheit für einen Einwurf gibt, dann sprechen Sie ihn mit Namen an. Fast immer führt das dazu, dass Angesprochene ihren Redefluss unterbrechen und Sie anschauen.

Unterbrechen kann schnell unhöflich wirken. Sie können das mit einer kleinen Beschwichtigungsgeste abfedern. Berühren Sie Ihren Gesprächspartner beispielsweise kurz sanft am Arm/der Hand und oder lächeln Sie dabei freundlich.

– „Frau Duden, ich unterbreche Sie nur sehr ungerne, doch ...“
– „[...] ich habe für das Gespräch 10 Minuten eingeplant. Wenn wir mehr Zeit benötigen, dann sollten wir einen neuen Termin vereinbaren.“
– „[...] ich habe das Gefühl, dass wir alles Wichtige besprochen haben. Was meinen Sie?“
– „[...] ich habe Sorge, dass ich gerade den Faden verliere. Lassen Sie mich deshalb kurz zusammenfassen: Ihnen ist wichtig, dass ...“
– „[...] ich würde gerne noch ein wenig mit Ihnen plaudern, doch leider wartet der nächste Patient (... habe ich momentan sehr viel zu tun ...) [...]“

„Wir können uns ja beim nächsten Mal etwas ausführlicher unterhalten“ sollten Sie nur anbieten, wenn Sie dieses Versprechen tatsächlich einhalten wollen und können.

Vermeiden Sie symbolische Gesten wie „auf die Uhr schauen“, „langsam zur Tür gehen“, „Einträge in Akten beginnen“ etc., da sie allzu leicht übersehen oder als Unfreundlichkeit gedeutet werden. Sprechen Sie Ihre Situation stattdessen offen und freundlich, möglichst mit einer Ich-Aussage, an (s. auch Kapitel 1.2).

---

[30] Mindestens ein Drittel bis über die Hälfte der Arbeitszeit eines Arztes entfällt auf das Gespräch mit dem Patienten (Fritzsche 2003).

1.2.3.5 Umgang mit Vielrednern – Zusammenfassung

- Sagen Sie anfangs, wie lange Sie für das Gespräch eingeplant haben.
- Fragen Sie ggf., ob der Zeitrahmen ausreicht. Wenn das Gespräch ausufert, können Sie sich auf die abgesprochene Zeit beziehen.
- Unterbrechen Sie Vielredner, indem Sie sie mit Namen ansprechen. Nutzen Sie dabei kleine Beschwichtigungsgesten – berühren, lächeln ...
- Sagen Sie,
    - dass Sie den Anderen nur ungern unterbrechen und
    - warum Sie es dennoch tun.

1.2.4 Die häufigsten Kommunikationsstörungen

1.2.4.1 Lernziele

Sie lernen die häufigsten Kommunikationsstörungen in den Arzt-Patienten-Gesprächen kennen.

1.2.4.2 Die Situation – Allgemein

Neben den direkten Untersuchungen am Körper ist das Gespräch die wichtigste Erkenntnisquelle für den Arzt (Müller 2004). Sein Einfluss auf die Behandlung über die Therapie bis hin zur Beratung wird oft unterschätzt (Müller 2004).

1.2.4.3 Die Situation des Patienten

Die Schwierigkeiten in Arzt-Patienten-Beziehungen lassen sich an der Art und Häufigkeit von Patientenbeschwerden verdeutlichen: Acht von zehn Beschwerden über Krankenhausärzte beziehen sich auf deren Kommunikation (Schucan 2002).

1.2.4.4 Die Situation des Arztes

Die Ursachen für Kommunikationsstörungen sind vielfältig.

Zeitdruck, der aus einer ungenügend empfundenen Infrastruktur (wirtschaftlichen und personellen Situation) entsteht, spielt sicherlich eine große Rolle.

Das Rollenverständnis, das sich zunehmend ändert. Patienten stellen das traditionelle hierarchische Arzt-Patienten-Verhältnis immer häufiger zugunsten eines eher partnerschaftlichen oder Dienstleistungsmodells in Frage. Dadurch ergeben sich für Ärzte neue Anforderungen an ihren Kommunikationsstil.

Geringe Kenntnisse über kommunikative und psychologische Zusammenhänge. Auch wenn die Bedeutung von Kommunikation im Medizinstudium zunimmt, ist das Wissen darüber noch deutlich geringer ausgeprägt als in vielen anderen Berufen.

1.2.4.5 Die häufigsten Kommunikationsstörungen – Zusammenfassung

Die Ergebnisse deutscher, sowie auch anglo-amerikanischer Forschung geben folgende Kommunikationsstörungen bei Arzt-Patienten-Gesprächen an:

– Ärzte lassen den Patienten nicht ausreden.[31]
– Sie missverstehen, was der Patient gemeint hat/was ihm wichtig ist.
– Sie vermitteln Informationen in einer für den Patienten nicht verständlichen Weise.[32]
– Patienten vermissen einen echten persönlichen Kontakt, weil Ärzte während des Gesprächs z. B. gleichzeitig mit anderen Tätigkeiten beschäftigt sind (schreiben, Akten lesen, telefonieren)
– Ärzte und Patienten haben ein unterschiedliches Verständnis ihrer Beziehung, da sich Patienten immer häufiger ein größeres Mitspracherecht bei Entscheidungen/eine partnerschaftliche Beziehung wünschen.[33]
– Beide haben eine unterschiedliche Auffassung über das Gesundheitsproblem des Patienten (Müller 2004).
– Ärzte sprechen nicht über die für ihre Patienten wichtigen Themen.[34]

---

31 Sie unterbrechen ihre Patienten im Mittel nach 11 bis 21 Sekunden (Wilm 2004).
32 Eine Studie des Instituts für Demoskopie Allensbach ergab, dass fast die Hälfte der Patienten beklagt, dass ihnen nicht erklärt wird, warum sie wie behandelt werden (Institut für Demoskopie Allensbach 2013).
33 Ein Fünftel der Befragten fand die Ärzte sogar herablassend (Institut für Demoskopie Allensbach 2013).
34 Mehr als ein Viertel vermisst ausdrücklich das Einfühlungsvermögen (Institut für Demoskopie Allensbach 2013).

2 Der Gesprächsfahrplan

2.1 Das Patientengespräch – Allgemein

2.1.1 Lernziele

In diesem Kapitel lernen Sie Gespräche mit Patienten so zu führen, dass diese
- die Zeit, die sie mit Ihnen verbracht haben, als ausreichend empfinden und
- sich von Ihnen gut beraten fühlen.

2.1.2 Die Situation des Patienten

90 % der befragten Patienten erklären, dass sich ihre Ärzte nicht ausreichend Zeit für sie nehmen.[35] Sie wünschen sich zudem mehr Information und eine bessere Beratung.[36]

2.1.3 Die Situation des Arztes

Neben der medizinischen Versorgung stellt das Krankenhaus Ärzte vor zwei Aufgaben, die sich zumindest bedingen, manchmal sogar ausschließen können.
- Die Sicherung der Patientenzufriedenheit.
- Die Betreuung von möglichst vielen Patienten innerhalb möglichst kurzer Zeit.

Ärzte brauchen in Gesprächen daher die Fähigkeit,
- alle relevanten Informationen schnell und möglichst vollständig zu erhalten und gleichzeitig
- die medizinischen und emotionalen Bedürfnisse ihrer Patienten zu erfüllen.

---

35 Zu diesem Ergebnis kommt die 2009 veröffentlichte Studie „Typologie der Wünsche" mit 20.165 Befragten (Typologie der Wünsche 2009).
36 Bei der Beratung kritisieren sie hauptsächlich, dass sich viele Ärzte zu stark auf die Krankheit und deren Behandlung konzentrieren. Sie wünschen sich stattdessen, dass Ärzte mehr auf ihre Situation und Bedürfnisse eingehen (Coulter 1998, Ong 1995, Steward 1995).

2.1.4 Und so geht's

Gespräch zwischen Dr. Harvey (Stationsarzt) und Herrn Lich (Patient)	Anmerkungen
Guten Morgen Herr Lich. Ich bin Dr. Harvey, der Stationsarzt hier auf der chirurgischen Station und möchte Sie gleich untersuchen. Können Sie so halbwegs bequem liegen? Hallo Doktor, ja das geht schon so. Danke! *Herr Lich, am besten erzählen Sie mir erst einmal, warum Sie zu uns gekommen sind und was wir für Sie tun können. Anschließend werde ich Ihnen dann einige Fragen stellen und Sie dann untersuchen. Vermutlich brauchen wir dafür insgesamt circa 10 Minuten. Sollen wir das so machen?* Ja.	Am Anfang ist es besonders wichtig, Patienten Sicherheit zu vermitteln, da sie so – körperlich entspannter sind, was die körperliche Untersuchung begünstigt. – geistig entspannter sind, was die Fähigkeit zu verstehen und zu erklären verbessert. Nutzen Sie dafür: – Transparenz: Sagen Sie, wer Sie sind, welche Rolle Sie haben, was Ihr nächstes Ziel ist, was Sie von dem Patienten erwarten und was als Nächstes passieren wird. – Menschliche Nähe: Erkundigen Sie sich nach dem Wohlergehen des Patienten, berühren Sie ihn „nicht-medizinisch" und seien Sie betont freundlich. – Kompetenz: Patienten sind fachlich nicht in der Lage Ihr Wissen und Können einzuschätzen. Sie leiten Ihre Kompetenz stattdessen vor allem aus Ihrer Fähigkeit ab, das Gespräch und die Untersuchung klar zu strukturieren (Geisler 1992, Broda 2005).
Gut. Herr Lich, was ist genau passiert? Ich wollte im Lager ein Werkzeug aufheben, und plötzlich gab es einen Knall und einen stechenden Schmerz in der rechten Wade. So als ob was gerissen wäre. Der Unterschenkel ist dann schnell dick geworden, und ich konnte das Bein nicht mehr strecken. Inzwischen geht es etwas besser. Ich kann auch wieder vorsichtig auftreten. Schnelle Bewegungen tun sehr weh – und drehen kann ich das Bein auch kaum.	Erkundigen Sie sich mit offenen Fragen nach den Gründen für die Konsultation (s. auch Kapitel 1.2.1). – „Aussprechen lassen" gehört zu den wichtigsten Faktoren bei der Beurteilung. – „Hatte der Arzt ausreichend Zeit für mich?", achten Sie daher besonders darauf, Patienten bei der ersten Schilderung nicht zu unterbrechen.[37]

---

37 In der Sprechstunde haben Patienten statistisch weniger als 20 Sekunden Zeit, ihre Gründe für die Konsultation zu nennen (Geissler 1992).

Gespräch zwischen Dr. Harvey (Stationsarzt) und Herrn Lich (Patient)	Anmerkungen
Es gab also einen lauten Knall und einen stechenden Schmerz in der Wade. Habe ich das richtig verstanden? Ja. *Gut. Was ist Ihnen gerade besonders wichtig?* Ich sage Ihnen aber gleich, dass ich keinen Krankenschein will. Ich bin gerade ganz neu in der Firma. Das kann ich mir nicht leisten.	Fassen Sie immer wieder die sachlichen und die emotionalen Botschaften Ihrer Patienten kurz zusammen. So geben Sie Ihren Patienten das Gefühl gut zuzuhören und dass Sie sie verstehen. Fragen Sie Ihre Patienten am Anfang jeder Konsultation nach ihren Erwartungen. 79 % der befragten Patienten sagten, dass sie die Beratung durch ihren Arzt als unpassend empfunden haben.[38]
Ich verstehe natürlich, dass Sie neu in der Firma nicht gleich mit einem Krankenschein anfangen wollen, Herr Lich. Das wirft gleich ein komisches Bild auf den Neuen. Auch wenn der gar nichts dafür kann. Ja genau. Und in der Probezeit ist es für die billiger, mich sofort zu kündigen, als dass sie die Lohnkosten für mich und meine Vertretung zahlen.	Zeigen Sie, dass Sie Verständnis für Einwände und Bedenken Ihrer Patienten haben. Über die verschiedenen Behandlungsmöglichkeiten sollten Sie erst diskutieren, wenn die Diagnose abgeschlossen ist. Vorher ist es zu früh, das geplante Vorgehen zu diskutieren.
In Ordnung. Ich sehe mir jetzt erst einmal Ihr Bein an und mache eine ergänzende Ultraschalluntersuchung. Dann sehen wir weiter.	Sie vermitteln Ihren Patienten Sicherheit, indem Sie Ihnen zu jedem Schritt das weitere Vorgehen erläutern.
[Dr. Harvey diagnostiziert einen Achillessehnenriss.] *Herr Lich, Sie haben einen Achillessehnenriss. Wissen Sie, was das ist?* Ja, mein Bruder hatte auch mal einen. Operieren? Dann wäre ich wohl meine Stelle los.	Folgende Fragen können für Sie wichtig sein: – Welches Verständnis hat der Patient von seiner Erkrankung? – Empfindet er die Erkrankung als ernsthaft oder als Bagatelle? – Hält er die Erkrankung für einen Schicksalsschlag? – Hat er das Gefühl Einfluss nehmen zu können? Die Antworten des Patienten geben Ihnen frühe Hinweise auf dessen Therapietreue.
Sie sind vermutlich froh, die Stelle zu haben. Ja. Ich war lange genug arbeitssuchend.	Welche Bedeutung haben die Beschwerden für den Patienten und seine Umwelt? Die Unfähigkeit lange zu stehen kann für den Einen existenzbedrohend sein, während Andere sie in ihrem Alltag kaum wahrnehmen.

---

38 20.165 befragte Patienten bewerten Arztgespräche besonders positiv, wenn der Arzt beim Gespräch auf ihre Erwartungen, Ängste und persönlichen Vorstellungen zur Krankheit eingegangen ist und auch mögliche psychische und soziale Belastungen thematisiert hat (Typologie der Wünsche 2009).

Gespräch zwischen Dr. Harvey (Stationsarzt) und Herrn Lich (Patient)	Anmerkungen
Okay. Herr Lich. In ihrem Fall bieten sich zwei Therapiemöglichkeiten an:	1. Erklären Sie den Befund.
	2. Nennen Sie alle Behandlungsmöglichkeiten.
1. *Wir könnten Sie operieren. Nach der Ope-*	3. Finden Sie zusammen mit dem Patienten
ration könnten Sie nach etwa 3 Tagen nach	eine für ihn passende Lösung.
Hause und mit Hilfe eines Spezialschuhs	Gemeinsam gefundene Lösungen sind für
auch unmittelbar wieder laufen lernen.	Patienten verbindlicher, sie werden sich mehr
Trotzdem werden Sie vermutlich erst nach	für sie engagieren, und sie führen zu besseren
6 Wochen wieder arbeiten können, da das	Therapieergebnissen.[39,40,41]
viele Laufen bei der Arbeit für Sie möglicher-	
weise eine große Belastung sein wird.	
2. *Alternativ könnten wir den Riss konservativ*	
behandeln, z. B. mit einer Gipsschiene und	
anschließend ebenfalls mit dem Spezial-	
schuh. Hierbei ersparen Sie sich zwar die	
Operation, doch die Nachbehandlung dauert	
etwas länger. Somit ergeben sich zunächst	
keine Vorteile bezüglich Ihrer Rückkehr	
zur Arbeitsfähigkeit. Leider ist das Risiko	
eines erneuten Risses nach konservativer	
Versorgung etwas höher als nach operativer	
Versorgung.	
Aus medizinischer Sicht empfehle ich Ihnen daher eindeutig die Operation. Aber ich verstehe auch, wenn Sie sich anders entscheiden. Vielleicht können Sie mit Ihrem Arbeitgeber auch reden und eine Lösung finden, bei der Sie eher eine sitzende Tätigkeit einnehmen können statt viel laufen zu müssen. Damit könnte eine Rückkehr zur Arbeit möglicherweise frühzeitig erfolgen.	
Ich versuche erst einmal eine Schiene.	
Okay. Legen Sie den Fuß hoch, so oft es geht. Wenn möglich auch kühlen, damit die Schwellung zurückgeht.	

39 Sieben randomisierte Studien und 6 der 8 kontrollierten Beobachtungsstudien konnten bis heute einen positiven Effekt auf die gesundheitliche Entwicklung des Patienten durch eine gemeinsame Betrachtungsweise von Arzt und Patient über die Entstehung und Behandlung ihrer Erkrankung nachweisen (Roter 1977).

40 Behandlungen sind besonders wirksam, wenn der Arzt im Gespräch die Perspektive des Patienten ausdrücklich beachtet (Delbanco 1992).

41 Beispielsweise haben Diabetes-Patienten bessere Blutzucker und Blutdruckwerte, wenn sie sich aktiv in das Gespräch mit ihrem Arzt einbringen konnten (Greenfield 1988). Die Therapietreue verbessert sich signifikant, wenn Patienten bei der Entscheidung zum therapeutischen Vorgehen gleichberechtigt beteiligt werden (Kassirer 1994).

Gespräch zwischen Dr. Harvey (Stationsarzt) und Herrn Lich (Patient)	Anmerkungen
Wir haben morgen und übermorgen eine Schulung im Betrieb. Da kann ich das Bein ja hochlegen, und Donnerstag frage ich den Meister, ob ich in den nächsten Tagen irgendwas am PC machen kann. Ich glaube, das ist nicht schlecht, wenn die sehen, dass ich trotzdem komme.	
In Ordnung. Wir machen Ihnen eine Schiene, und ich verschreibe Ihnen ein leichtes Schmerzmittel. Wenn Sie das Gefühl haben, Herr Lich, dass es nicht besser oder sogar wieder schlechter wird, gehen Sie bitte zu Ihrem Unfallchirurgen. Am Wochenende und nachts sind wir natürlich hier immer für Sie da.	Auch wenn Patienten sich gegen Ihren ausdrücklichen Rat entscheiden: Beenden Sie das Gespräch immer mit einem konstruktiven Ausblick und dem Angebot, auch weiterhin für sie da zu sein.

2.1.5 Das Patientengespräch – Zusammenfassung

1. Die Kontaktaufnahme/Beziehungsaufbau:
    a) Begrüßen Sie den Patienten mit Namen.
    b) Stellen Sie sich mit Ihrem Namen, Funktion und Ihrem Ziel vor.
    c) Zeigen Sie Interesse am Wohlergehen des Patienten.
2. Die Informationsakquise:
    a) Erkundigen Sie sich mit offenen Fragen nach den Gründen für und die Erwartung an die Konsultation.
    b) Hören Sie aufmerksam und ohne zu unterbrechen zu.
    c) Zeigen Sie, dass Sie die Situation und die Emotionen des Patienten erkannt haben.
    d) Erklären Sie bei jedem Schritt das weitere Vorgehen.
3. Die körperliche Untersuchung: Sagen Sie,
    a) was Sie machen.
    b) warum Sie es machen.
    c) wie Sie es machen.
4. Die Befundklärung und das Aushandeln der Optionen:
    a) Was sind die Gründe für die Konsultation?
    b) Welche Erwartungen hat der Patient an den Arzt und dieses Gespräch?
    c) Welche Beschwerden hat der Patient?
    d) Welche Bedeutung haben die Beschwerden für ihn und seine Umwelt?
    e) Welches Verständnis hat er von seiner Erkrankung?

5. Das konstruktive Beenden des Gesprächs: Wenn der Patient sich gegen Ihren Rat
    entscheidet:
    a) Begegnen Sie seiner Entscheidung mit Respekt. Unterstützen Sie ihn, soweit
        es möglich ist.
    b) Sagen Sie, dass Sie auch in Zukunft für ihn da sein werden.

2.2 Das Erstgespräch in der Notaufnahme

2.2.1 Lernziele

–   Sie erfahren, welche Informationen Ihnen beim Erstkontakt mit dem Patienten in
    der Notaufnahme helfen.
–   Sie können sich schneller auf Patienten in der Notaufnahme einstellen.
–   Sie sind in der Lage, dieses Verständnis aktiv für die Verbesserung der Compli-
    ance einzusetzen.
–   Sie lernen, wie Sie in Patientengesprächen Zeit sparen und gleichzeitig Sicherheit
    vermitteln.

2.2.2 Die Situation des Patienten

Beim Hundespaziergang stürzt Harald Tischler auf einer vereisten Treppe. Mit starken
Schmerzen im Arm lässt er sich von seinem Nachbarn ins Krankenhaus fahren.

Als selbstständiger Handwerker macht er sich Sorgen, ob er in den kommenden
Wochen arbeiten kann. Er befürchtet auch, dass der im Auto zurückgelassene Hund
die Sitze beschädigen könnte. Vielleicht ist es im Auto aber auch zu kalt für den Hund.
Daher möchte er schnell zum Auto zurück und hat wenig Sinn für lange Wartezeiten
oder eine ausführliche Diagnostik. Da er Niemanden hat, der sich tagsüber um den
Hund kümmern könnte, will er eine stationäre Behandlung auf jeden Fall vermeiden.

Er ist vor allem ins Krankenhaus gekommen, um sicher zu sein, dass er sich nichts
gebrochen hat. Am liebsten hätte er eine kurze Untersuchung und ein schmerzstillen-
des Medikament. Zusammengefasst:
–   Er ist auf eine solche Situation nicht vorbereitet.
–   Er ist verärgert und macht sich über Verschiedenes Sorgen.
–   Er fühlt sich auf Hilfe angewiesen.
–   Er hat ein starkes Pflichtgefühl gegenüber dem Hund und seinen Kunden.

Die Fragen der Patienten in der Notaufnahme sind häufig:
–   Was habe ich falsch gemacht? Warum ist ausgerechnet mir das passiert?
–   Wie lange muss ich diese Schmerzen ertragen?
–   Muss ich operiert werden?

- Ist der Arzt kompetent – oder übersieht er vielleicht etwas Wichtiges?
- Kennen die sich in diesem Krankenhaus gut genug mit solchen Verletzungen aus?
- Bin ich ein Routinefall oder eher ein Fall für einen Spezialisten?
- Wie lange bin ich außer Gefecht gesetzt?
- Wann kann ich mich wieder uneingeschränkt bewegen?
- Wer kümmert sich jetzt um ...?

Das Vertrauen in die Professionalität des Krankenhauses kann schwinden durch:
- scheinbar unnötig lange Wartezeiten,
- nicht abgestimmte Abläufe,
- mehrfach erfragte Informationen.

Vertrauen in die Professionalität des Krankenhauses wird gestärkt durch
- die Freundlichkeit der Mitarbeiter,
- Kundenorientierung (Raumsituation, Kaffeeautomat ...),
- Verständnis für die spezielle Situation der Patienten und Begleiter in der Notaufnahme (z. B. Ladestation für Smartphones, WLAN ...),
- flüssige, abgestimmte Abläufe und kurze Wartezeiten.

2.2.3 Die Situation des Arztes

Frau Dr. Erxleben ist in den letzten Tagen länger als geplant im Krankenhaus geblieben. Für heute hat sie sich fest vorgenommen, pünktlich nach Hause zu kommen. Harald Tischler ist heute ihr neunter Patient. Seine Verletzungen sind weder schwer noch dringlich. Jetzt im Januar sind sie leider Routine. Sie möchte diesen Routinefall zügig abarbeiten, um pünktlich nach Hause zu kommen. Vom Patienten wünscht Sie sich daher eine kurze, effiziente Schilderung des Unfalls und ein kooperatives Verhalten bei der Untersuchung und Behandlung.

2.2.4 Die Beziehung zwischen Arzt und Patient

Die Situation hat für beide Seiten eine nahezu gegensätzliche Bedeutung.
- Der Ausnahmesituation des Patienten steht die Routine des Arztes gegenüber.
- Seine Angst trifft auf ihre Sicherheit.
- Seiner Aufgeregtheit und Sorge steht die Ruhe, vielleicht sogar Müdigkeit des Arztes gegenüber.

Patienten, die das Gefühl haben, dass diese unterschiedliche Sicht zu einem mangelnden ärztlichen Verständnis für sie und ihre Situation führt, haben die Neigung, ihre Situation und Sicht ausführlich zu erklären. Bleibt diese Erklärung ohne den gewünschten Erfolg, reagieren sie mit Verärgerung, Distanz und mangelnder Therapietreue.

Daher ist es für Ärzte wichtig, ihren Patienten zu vermitteln, dass sie ihre Sorgen oder Ärger verstehen und ihnen so das Gefühl geben, gut aufgehoben zu sein.

2.2.5 Und so geht's

Um die Situation des Patienten besser einschätzen zu können, fragt Frau Dr. Erxleben vor der Untersuchung die Mitarbeiter der Notaufnahme:
-   Wann ist der Patient gekommen?
-   Ist er alleine gekommen?
-   Was hat er gesagt?
-   Wie wirkte er?
-   Gibt es sonst etwas, was wichtig sein könnte? (Hat er sich beschwert, wollte er ein Schmerzmittel...?)

Erst dann geht sie zum Patienten.

Gespräch zwischen Frau Dr. Erxleben (Ärztin) und Herrn Tischler (Patient)	Anmerkungen
Guten Tag, Herr Tischler.	Beginnen und beenden Sie Patientengespräche möglichst mit deren Namen (s. auch Kapitel 2.1).
Ich habe gerade gehört, dass Sie vor einer halben Stunde gekommen sind.	Mit einfachen Hintergrundinformationen demonstrieren Sie einen guten Informationsfluss in der Klinik. Ein einfacher Weg, Professionalität zu vermitteln.
Ich konnte leider erst jetzt zu Ihnen kommen, weil ich vorher noch einen anderen Patienten untersucht habe.	Wenn Patienten auf Sie gewartet haben, sollten Sie ihnen einen nachvollziehbaren Grund dafür nennen.[42]
Mein Name ist Frau Dr. Erxleben. Ich bin Fachärztin und möchte sehen, wie wir Ihnen helfen können.	Wer sich erst nach der Ansprache des Patienten vorstellt, wirkt bescheiden, da er zuerst über den Patienten und dann über sich spricht.
Sie sind glaube ich von einem Bekannten gebracht worden. Soll er bei der Untersuchung dabei sein? *Ja, wenn das geht.* *Natürlich.*	Bieten Sie immer an, dass Begleitpersonen mit in den Untersuchungsraum kommen. Sie sind oft eine große Unterstützung, denn sie wirken beruhigend auf Patienten und erinnern sich oft an Informationen, die Patienten in der Aufregung überhört haben.

---

42 Begründungen erhöhen die Compliance des Angesprochenen um das Vierfache, selbst wenn sie banal oder offensichtlich sind (Langer 1999).

Gespräch zwischen Frau Dr. Erxleben (Ärztin) und Herrn Tischler (Patient)	Anmerkungen
[Dr. Erxleben setzt sich auf eine Augenhöhe mit Harald Tischler.]	Patienten empfinden die Gesprächszeit 1,6- bis 1,8-fach länger, wenn Ärzte währenddessen sitzen (Broda 2005). Schmerzhafte Eingriffe stufen sie 1–2 Punkte auf der Schmerzskala geringer ein, wenn Ärzte bei dem Eingriff sitzen.
Herr Tischler, was ist denn genau passiert?	Achten Sie in dieser Situation darauf, nur offene Fragen zu stellen (s. auch Kapitel 1.2.1).
Ich bin vor einer Stunde die Treppe heruntergefallen. Jetzt ist das rechte Handgelenk stark geschwollen und … [Während der Schilderung reagiert Dr. Erxleben mit einer mitfühlenden Mimik.]	Wenn Sie demonstrieren, dass Sie sich den Schmerz des Patienten vorstellen können, reduzieren oder vermeiden Sie das „Jammern" von Patienten. Auch bei Untersuchungen können Sie durch empathische Reaktionen auf Schmerzensäußerungen oder ängstliches Wegzucken die Reaktion des Patienten positiv beeinflussen. „Das scheint Ihnen sehr weh zu tun." oder „Ich habe den Eindruck, dass Sie Angst haben, dass ich Ihnen weh tue." (s. auch Kapitel 1.2)
…	Sie sparen Zeit, wenn Sie Ihre Patienten ausreden lassen. Die wichtigsten Informationen erzählen die meisten dann von selbst – lediglich in einer anderen Reihenfolge. Ausreden dürfen ist zudem eine wichtige Voraussetzung für das Gefühl, ernst genommen zu werden. Rechnen Sie damit, dass Patienten Ihnen ungefähr eine Minute lang erklären, warum sie gekommen sind (Langewitz 2013) (s. auch Kapitel 2.1). Sollte es deutlich länger dauern, können sie freundlich fragen: „Ja, danke. Warum sind sie heute zu uns gekommen?" Konzentrieren Sie sich währenddessen ganz auf Ihren Patienten (s. auch Kapitel 1.1.2).
Herr Tischler, als nächstes möchte ich Ihre Daten aufnehmen und Sie dann untersuchen. Vielleicht kann ich dann schon etwas erkennen oder ausschließen. Das wird vermutlich 10 Minuten dauern. Vielleicht haben wir dann schon Gewissheit. Vielleicht brauchen wir aber auch noch eine Röntgenaufnahme.	Zehn Minuten reichen für die Datenaufnahme und Erstuntersuchung in der Regel aus. Wenn Sie das Gefühl haben, dass ein Patient sich möglichst darauf einstellen soll, nennen Sie diese Zeit bereits am Anfang.
Jetzt taste ich erst einmal vorsichtig Ihre Schulter ab. Dann werde ich überprüfen, wie weit ich den Arm bewegen kann, ohne dass es sehr weh tut. Bitte lassen Sie dabei den Arm möglichst locker.	Sie vermitteln Sicherheit, wenn Sie ankündigen, was Ihre Erkenntnis ist und was als nächstes passiert.

Gespräch zwischen Frau Dr. Erxleben (Ärztin) und Herrn Tischler (Patient)	Anmerkungen
Bei dieser Untersuchung möchte ich mich gerne konzentrieren. Ich werde Ihnen anschließend sagen, was mir aufgefallen ist.	Wenn Sie bei einer Untersuchung nicht sprechen möchten, kündigen Sie das vorher an. Sonst verunsichert Ihr Schweigen Patienten, weil sie eine schlechte Diagnose befürchten.
Herr Tischler, soweit sieht es gut aus. Ich glaube, sie haben sich nichts gebrochen oder gerissen. Um ganz sicher zu sein, möchte ich eine Röntgenaufnahme machen lassen. Es kann aber bis zu einer Stunde dauern, bis wir die Ergebnisse besprechen können. Noch eine Stunde? Ja, in Ordnung, hilft ja nichts. Kann ich denn inzwischen kurz zum Wagen gehen und nach dem Hund sehen? *Natürlich, doch wenn Sie nicht hier sind, wenn ich wieder komme, dann können wir die Ergebnisse erst nach dem nächsten Patienten besprechen. Versuchen Sie möglichst zügig wieder da zu sein.*	Sagen Sie offen, mit welchen maximalen (!) Wartezeiten Patienten rechnen sollten, übertreiben Sie ruhig etwas. Damit nehmen Sie sich selbst Druck. Zudem können Sie so die Wartenden am Ende positiv überraschen.

Erinnern Sie sich immer wieder daran, dass das, was Sie in der Notaufnahme als Routine erleben, für Patienten die Ausnahme oder sogar ein deutlicher Einschnitt in ihrem Leben ist. Selbst wenn es offensichtlich eine medizinische Bagatelle ist, für den Betreffenden ist beunruhigend genug, seinen freien Abend nicht zu Hause, sondern in einer Notaufnahme zu verbringen. Daher sollten alle, die sich nicht anders zu helfen wissen, als in eine Notaufnahme zu kommen, Mitgefühl bekommen.

2.2.6 Das Erstgespräch in der Notaufnahme – Zusammenfassung

1. Informieren Sie sich vorab über den Erstkontakt mit dem Patienten.
2. Stellen Sie sich mit Namen, Funktion und Ihrem Ziel vor.
3. Binden Sie Begleitpersonen mit ein.
4. Setzen Sie sich möglichst auf Augenhöhe.
5. „Was führt Sie zu uns?" (Hören Sie eine Minute nur zu.)
6. Zeigen Sie Verständnis für die emotionale Situation des Patienten.
7. Sagen Sie während der Untersuchung, was und warum Sie etwas tun.
8. Sagen Sie nach einer Untersuchung immer, was als nächstes passieren wird.
9. Verabschieden Sie sich möglichst mit einem Lächeln.

2.3 Das Erstgespräch in der Sprechstunde

2.3.1 Lernziele

–   Sie erfahren, welche Informationen Sie vor dem Erstgespräch mit dem Patienten in der Sprechstunde einholen sollten.
–   Sie erkennen, was neuen Patienten hilft, Vertrauen zu Ihnen zu schaffen.
–   Sie kennen Methoden, anspruchsvolle Patienten dauerhaft zu binden.

2.3.2 Die Situation des Patienten

Valerie Fallera, 68 Jahre alt, tritt sehr jugendlich auf und pflegt viele gesellschaftliche Kontakte.

Seit einigen Jahren hat sie eine fortschreitende Arthrose des rechten Hüftgelenks, doch sie ist noch nicht bereit, sich auf altersbedingte Einschränkungen einzustellen.

Auf ihr mehrfaches Nachfragen hat ihr Hausarzt Dr. Herrmann Gocht die Möglichkeit eines Hüftgelenkersatzes erwähnt. Er empfahl ihr, sich dazu von Dr. von Ernst beraten zu lassen, einem anerkannten Spezialisten für die Implantation von Hüftprothesen.

Für Valerie Fallera ist ein Termin in der Sprechstunde „ihres Orthopäden" durchaus ein gesellschaftliches Ereignis. Daher vereinbart Sie den Termin mit der Sekretärin in einem persönlichen Plauderton. Dabei betont sie, wie viele andere Verpflichtungen sie dabei berücksichtigen müsse und dass sie doch viel Gutes über Dr. von Ernst gehört habe.

Typische Fragen, die Patienten in der Sprechstunde für sich beantworten wollen lauten:
–   Bestätigt der Arzt die Informationen, die ich bereits habe?
–   Gibt es für mich alternative Möglichkeiten?
–   Wie lange werde ich nach dem Eingriff welche Einschränkungen haben?
–   Nimmt der Arzt oder das Krankenhaus Rücksicht auf meine persönliche Situation, z. B. meine Terminvorstellungen?
–   Bin ich ein Routinefall?
–   Wirkt der Arzt kompetent und vertrauenswürdig auf mich?

Zusammengefasst:
–   Die Patientin ist auf das Gespräch vorbereitet.
–   Sie will ihre Risiken reduzieren, indem sie zu dem bestmöglichen Spezialisten geht.
–   Sie hat keinen starken Leidensdruck und empfindet das Verhältnis zu ihrem Arzt als eine Kunde-Dienstleister-Beziehung.
–   Als Frau, die großen Wert auf ihre Erscheinung legt, schätzt sie es, ein wenig umworben zu werden.

2.3.3 Die Situation des Arztes

Wegen seines engen Terminplans sind Dr. von Ernst pünktlich beginnende Sprechstunden ebenso wichtig wie ihr rechtzeitiges Ende. Daher erwähnt die Sekretärin bereits bei der Terminvereinbarung mit den Patienten, wie lange Dr. von Ernst für das Erstgespräch normalerweise plant – und fragt, ob das für sie reichen wird. So weist sie bereits früh auf die geplante Dauer hin und erfährt meist schon sofort, wenn Patienten nur wenig oder besonders viel Gesprächsbedarf haben.

2.3.4 Das Verhältnis zwischen Arzt und Patient

Die Situation ist durchaus mit einem Verkaufs- oder Bewerbungsgespräch vergleichbar. Mehrere Ärzte in der Umgebung bieten eine – im gewissen Rahmen – vergleichbare Leistung an, zwischen denen Patienten meist ohne Druck wählen können. Vielleicht ist es daher doch kein Zufall, dass Frau Fallera zum vereinbarten Termin 10 Minuten zu spät kommt.

Beide wünschen sich, dass das Gespräch so verläuft, dass Frau Fallera am Ende des Gesprächs Vertrauen zu Dr. von Ernst gefasst hat.

2.3.5 Und so geht's

Mit der Sekretärin hat Dr. von Ernst vereinbart, dass er nach der Terminvereinbarung auch nicht-medizinische Informationen über seine Patienten erhält. Daher berichtet sie ihm
- mit einem Schmunzeln, dass Frau Fallera von ihren vielen gesellschaftlichen Verpflichtungen und Terminen erzählt hat;
- davon, dass viele Bekannte Frau Fallera für viel jünger halten;
- ebenso, dass sie auf Empfehlung von Hausarzt Dr. Gocht kommt.

Aufgrund ihrer Verspätung sind Wartezeiten für Frau Fallera leider nicht zu vermeiden. Weil Patienten Wartezeiten im Krankenhaus zwei bis drei Mal länger als die tatsächlich verstrichene Zeit empfinden (Schäffer 2006), versucht Dr. von Ernst sie früh sinnvoll zu beschäftigen.

Dafür hat er einen mehrseitigen Fragebogen entworfen, der nicht nur den Patienten das Warten verkürzt, sondern gleichzeitig die Anamnese in der Sprechstunde beschleunigt. Diesen Bogen erhalten die Patienten zusammen mit dem Hinweis, wie lange sie sich für das Ausfüllen Zeit lassen können. Länger wartende Patienten füllen den Bogen in der Regel ausführlicher aus, kurz wartende Patienten beantworten nur die von der Sekretärin angekreuzten Fragen.

Gespräch zwischen Herrn Dr. von Ernst (Arzt) und Frau Fallera (Patientin)	Anmerkungen
Frau Fallera? Ja, richtig. *Guten Tag, Frau Fallera.*	Vergewissern Sie sich bei ungewöhnlichen Namen, dass Sie ihn richtig aussprechen. Patienten vertrauen den Aussagen von Ärzten, die ihren Namen falsch aussprechen weniger. Ungewöhnliche Namen können Sie sich besser merken, wenn Sie nach dem Ursprung oder der Bedeutung eines Namens fragen.
[Dr. von Ernst geht auf Frau Fallera zu und gibt ihr die Hand.]	Die Initiative zum Handschlag geht in Europa typischerweise vom Ranghöheren aus (Douglas 1981). Bereits solch kleine Gesten unterstützen bei den Patienten das Gefühl, dass sie bei diesem Arzt gut aufgehoben sind.
Ich bin Dr. von Ernst, Oberarzt der Klinik für Orthopädie und Unfallchirurgie. Wir haben einen Termin.	Auch wenn Sie keinen Wert darauf legen mit Ihrem Titel angesprochen zu werden, ein Doktortitel vermittelt in Deutschland vielen Menschen Vertrauen (Kassebaum 2004). Sagen Sie auch, dass Sie der richtige Ansprechpartner sind.
Haben Sie gut hergefunden?	Mit ein wenig Smalltalk zeigen Sie, dass Ihnen eine gute zwischenmenschliche Beziehung zu Ihren Patienten wichtig ist. Zudem wirkt es sympathisch, wenn sich der Arzt auch für den Menschen und nicht nur für dessen Erkrankung interessiert.
Frau Fallera, meine Sekretärin sagte mir, dass Sie sich gerne über einen Hüftersatz beraten lassen würden, ja? Ja, genau.	Mit solchen Informationen zeigen Sie: – Sie haben sich auf das Gespräch vorbereitet. – Die Mitarbeiter kooperieren gut. – Die Sprechstunde ist gut organisiert.
Ich habe uns für das Gespräch bis um 1 Uhr freigehalten. Meinen Sie das reicht uns? Ja, das wird bestimmt reichen.	Erinnern Sie am Anfang kurz an den geplanten Gesprächsrahmen. Das bietet Ihnen später die Möglichkeit, auf Folgetermine hinzuweisen.
Gut. Frau Fallera, wie kann ich Ihnen helfen?	Nutzen Sie in der Anfangsphase vor allem offene Fragen. Früh gestellte geschlossene Fragen führen oftmals zu einem stockenden Gesprächsverlauf (s. auch Kapitel 1.2.1).
Frau Fallera, darf ich mir währenddessen Notizen machen? Dann bin ich anschließend sicher, dass wir alle genannten Punkte besprochen haben. *Ja, natürlich.*	

Zusätzlich hat er mit der Sekretärin besprochen, welche Informationen sie bei weiteren Wartezeiten persönlich im Arztzimmer ergänzend einholen kann. So gibt er Patienten das Gefühl, dass sie ihre Zeit in der Klinik sinnvoll nutzen.

Dr. von Ernst holt seine Patienten gerne selbst aus dem Wartebereich ab. Der Weg dorthin gibt ihm die Gelegenheit, sich kurz zu sammeln und auf die neue Situation einzustellen. Gleichzeitig gewinnt er dabei einen schnellen Eindruck von der Situation im Wartebereich.

Die wenigen Meter, die er so auf die Patienten zugeht, sind psychologisch durchaus interessant. Ärzte, die Patienten selbst abholen, werden bei Patientenbefragungen menschlich entgegenkommender beurteilt. Die Patienten haben den Eindruck, dass sie eher bereit sind, Patienten-Interessen zu berücksichtigen (Geisler 1992).

Zugleich bekommt Dr. von Ernst einen ersten Eindruck von seiner Patientin.
–   Sitzt sie ungeduldig auf der Stuhlkante, oder ist sie tief in ein Buch versunken?
–   Belastet sie beim Aufstehen beide Beine gleichermaßen? Wie ist ihre Haltung dabei?
–   Erkennt er mimisch Anzeichen von Schmerz?
–   Wie ist der Blickkontakt? Selbstbewusst, ausweichend?
–   Wischt sie sich vor dem Händedruck die feuchten Hände ab?

Da Dr. von Ernst sich anschließend regelmäßig auf seine Beobachtungen bezieht: „Ich habe gesehen, dass Sie beim Aufstehen das linke Bein unterstützt haben. Schmerzt es beim Aufstehen?" gilt er bei seinen Patienten als guter Beobachter und aufmerksamer Arzt.

2.3.6 Das Erstgespräch in der Sprechstunde – Zusammenfassung

Das Vertrauen der Patienten in Sie stärken Sie, in dem Sie:
–   sich vorab über den Erstkontakt mit dem Patienten informieren.
–   die empfundene Wartezeit mit einem Anamnesebogen verkürzen.
–   Ihre Patienten aus dem Wartebereich abholen. Welchen Eindruck vom Patienten bekommen Sie selber dabei?
–   Sie sich mit Titel, Namen und Funktion vorstellen.
–   Begleitpersonen annähernd die gleiche Aufmerksamkeit geben wie den Patienten. Deren Meinung hat großen Einfluss auf die Entscheidungen von Patienten.
–   die Zeit nennen, die Sie für das Gespräch eingeplant haben.
–   Patienten nach der einleitenden Frage „Was führt Sie zu uns?" ausreden lassen ohne zu unterbrechen. Fassen Sie dann das Gehörte zusammen.
–   vor und während der Untersuchung immer sagen, was und warum Sie etwas machen.

- nach einem Gespräch oder einer Untersuchung sagen, was die nächsten Schritte sind/was Sie empfehlen.
- sich möglichst mit einem Lächeln verabschieden.

2.4 Die Anamnese

Nach der Anamnese können bereits 70 % aller Diagnosen richtig gestellt werden, zusammen mit der körperlichen Untersuchung sind es bereits 90 % (Dahmer 2006). Somit ist die Anamnese für den Arzt das wichtigste diagnostische Mittel.

Die Hauptziele einer Anamnese sind
- der Erhalt von Informationen über den Patienten und
- der Aufbau eines Vertrauensverhältnisses zwischen Arzt und Patient.

2.4.1 Lernziele

Sie lernen das Anamnesegespräch so zu führen,
- dass Sie möglichst alle relevanten Informationen erhalten.
- dass Sie eine vertrauensvolle Beziehung zum Patienten aufbauen.

2.4.2 Fallbeispiel

Martha Pfahl hatte bereits seit einigen Tagen Rückenschmerzen. Da sie sich diese Nacht vor Schmerzen kaum mehr bewegen konnte, hat sich die Patientin von ihrem Sohn in die Ambulanz bringen lassen. Das Angebot von Dr. Cochrane, ihren Sohn mit ins Untersuchungszimmer zu holen, lehnt sie ab.

Nachdem Frau Pfahl kurz geschildert hat, warum sie ins Krankenhaus gekommen ist, macht Dr. Cochrane die nötigen Eintragungen im Computer und liest, welche Daten bisher über die Patientin erhoben wurden. Dann beginnt er mit der Anamnese.

2.4.3 Und so geht's

Gespräch zwischen Herrn Dr. Cochrane (Arzt) und Frau Pfahl (Patientin)	Anmerkungen
Was für Beschwerden haben Sie genau?	Nach der Eröffnungsfrage („Was führt Sie zu uns?" oder „Wie kann ich Ihnen helfen?") sollte die Anamnese mit einer Was-Frage beginnen. Geben Sie hier Patienten die Gelegenheit ihre Beschwerden umfassend und ohne Unterbrechung zu schildern. Je mehr Sie hier erfahren, umso weniger brauchen Sie später zu fragen.
Ich habe bereits seit einigen Tagen Rückenschmerzen, die nicht besser werden. Ich habe ein Wärmepflaster versucht, eine warme Wanne, vorsichtige Gymnastik. Nichts hat geholfen. Heute Nacht bin ich vor Schmerzen aufgewacht und konnte mich nicht mehr bewegen. Ich bin nicht einmal an das Telefon gekommen. Als mein Sohn gegen zwei Uhr nach Hause kam, hat er mir aufgeholfen und mich hierhin gebracht. Ich hätte sonst nicht gewusst, was ich machen sollte.	
Oh je. Wo sind die Schmerzen denn genau? Zwischen den Schulterblättern, etwas links. *Wie fühlen sich die Schmerzen denn an?* Wenn ich mich falsch bewege, dann ist es wie ein Stromschlag, der vom Genick bis in die Fersen schlägt. *Wann ist es denn das erste Mal aufgetreten?* Vor drei oder vier Tagen.	Nach der Eröffnungsfrage bieten sich weitere „w-Fragen" (wo, wie, wann, …) an.
Hatten Sie das schon einmal? Rückenschmerzen hatte ich schon das eine oder andere Mal. Doch so schlimm, dass ich mich nicht bewegen kann, nein.	

Gespräch zwischen Herrn Dr. Cochrane (Arzt) und Frau Pfahl (Patientin)	Anmerkungen
Frau Pfahl, wenn ich Sie vorhin richtig verstanden habe, wohnt Ihr Sohn bei Ihnen? Ja. Mein Mann ist letztes Jahr verstorben. *Wohnen Sie beide alleine?* Meine Schwiegermutter wohnt im gleichen Haus, und ich kümmere mich um sie. *Darf ich fragen, was Sie beruflich machen?* Ich bin Altenpflegerin. *Das kann ja auch recht stressig sein.* Ja, nicht nur unsere Patienten werden immer älter. Ich werde ja auch nicht jünger. Und dann abends noch meine Schwiegermutter.	Mit der Sozialanamnese gewinnen Sie beispielsweise Hinweise auf mögliche familiäre Unterstützung oder Belastungen. Achten Sie hier besonders auf ideomotorische Reaktionen wie abruptes Wegsehen, Ausatmen oder Ähnliches. Solche Reaktionen sind oft ein Indikator für eine besondere Belastung. Da das Krankenhaus in einem Stadtteil mit hoher Arbeitslosigkeit ist, nutzt Dr. Cochrane hier die indirekte Frage „Darf ich fragen ...", die sich besonders für sensible und intime Themen eignet, da sie weniger konfrontativ ist. Der Beruf spielt bei vielen Erkrankungen eine große Rolle. Als Altenpflegerin hat Frau Pfahl vermutlich oft schwer zu heben. Mit „stressig" folgt der Arzt hier seiner Intuition, dass Stress bei der Patientin durchaus eine Rolle spielen kann.
Frau Pfahl, fallen Ihnen Vorerkrankungen ein, die mit Ihren Rückenschmerzen in Zusammenhang stehen könnten? Nein. Ich hatte als Kind mal die Schulter gebrochen, doch das ist alles.	Wichtig: Häufig stehen Vorerkrankungen im direkten Zusammenhang mit den aktuellen Beschwerden.
Und was glauben Sie, woher die Schmerzen kommen? Keine Ahnung. Vielleicht habe ich mich falsch bewegt oder Zug bekommen.	Die Krankheitstheorie Ihrer Patienten ist sowohl für die kommende Behandlung als auch für die zu erwartende Compliance wichtig.[43]
Wie sehr schränken Sie die Schmerzen denn ein? Normalerweise geht das mit ein wenig Gymnastik weg – aber dieses Mal mache ich mir echt Sorgen.	Sinngemäß sollten Sie an dieser Stelle fragen: „Was bedeutet das für Sie?" Während die gleiche Erkrankung für den einen Patienten lediglich lästig ist, schränkt sie den anderen bereits stark ein.

---

[43] Patienten, die den Eindruck haben, dass die Erkrankung mit ihrem Lebensstil zusammenhängt, sind oftmals therapietreuer als jene, die sie für schicksalshaft halten (Langewitz 2010).

Gespräch zwischen Herrn Dr. Cochrane (Arzt) und Frau Pfahl (Patientin)	Anmerkungen
Ich habe hier eine Liste von circa zwanzig Fragen, die ich Ihnen stellen möchte. Am besten Sie antworten jeweils nur kurz mit ja oder nein. [Frau Pfahl nickt.] [Dr. Cochrane fragt den Inhalt des Anamnesebogens ab und notiert systematisch die erhaltenen Informationen unter anderem zu Allergien, Gerinnungsstörungen, vorangegangenen und chronischen Erkrankungen, stattgehabten Verletzungen, eventuell durchgeführten Operationen oder Krankenhausaufenthalten, vegetativen Funktionen, ggf. bestehender Schwangerschaft, etc.]	Kündigen Sie es möglichst an, wenn sich die Gesprächssituation ändert, damit Patienten sich schnell darauf einstellen können.
[Einige Risikofaktoren interessieren Dr. Cochrane noch besonders.] *Wie viel Alkohol haben Sie letzte Woche getrunken? Inklusive Bier und Wein?* Letzte Woche? Zwei, drei Glas Bier. *Rauchen Sie?* Ja. Leider. Ich habe schon mal aufgehört, doch dann habe ich vor einem halben Jahr wieder angefangen. *Mehr als fünf Zigaretten am Tag?* Ja, viel mehr. *Sie sind ja sehr eingebunden. Was machen Sie denn für Ihren Ausgleich, nur für sich?* Für mich? Für mich habe ich keine Zeit. *Oh je. Nehmen Sie denn irgendwelche Medikamente oder Mittel, um den Druck besser auszuhalten?* Bei Wechseln von der Spätschicht auf die Frühschicht nehme ich M…, sonst nichts.	Patienten beantworten viele Fragen offener und ehrlicher, wenn die Fragen sich auf einen klar umrissenen, engen Zeitraum beziehen. Beachten Sie, dass einige Patienten vor allem Bier nicht zu den alkoholischen Getränken zählen! Wenn Sie eine kurze Antwort möchten, dann können Sie nach den für Sie wichtigen Schwellenwerten fragen. Mit solchen Fragen erhalten Sie Hinweise auf die Kompetenz der Patienten mit Stress und einseitiger Belastung umzugehen. Wenn Sie zu verstehen geben, dass Sie Patienten keinen Vorwurf machen, erleichtern Sie ihnen offen über sensible Themen zu sprechen.
Nehmen Sie sonst irgendwelche Medikamente? Auch welche, die nicht verschreibungspflichtig sind, aus dem Drogeriemarkt beispielsweise? Ich nehme regelmäßig ASS. Sonst nichts. *Medikamente gegen Bluthochdruck – oder Insulin?* Stimmt, Insulin spritze ich auch, schon seit 15 Jahren. *Gut, dass Sie das noch erwähnen. Das ist wichtig. Was haben wir noch nicht besprochen, was hier wichtig sein könnte?* Ich wüsste gerade nichts.	Viele Patienten nennen nur verschreibungspflichtige Medikamente aus der Apotheke. Fragen Sie daher auch immer ausdrücklich nach rezeptfreien Medikamenten. Patienten vergessen oft die Medikamente zu nennen, die sie bereits länger einnehmen. Manche nehmen ihren „Zucker" auch nicht mehr als Erkrankung wahr. Fragen sie daher an dieser Stelle am besten noch einmal explizit nach.

Gespräch zwischen Herrn Dr. Cochrane (Arzt) und Frau Pfahl (Patientin)	Anmerkungen
Was sollen wir heute noch besprechen – außer Ihren Rückenschmerzen? Sonst nichts.	Patienten sortieren die Beschwerdeschilderung nicht nach ihrer Bedeutung, vielmehr schildern sie den für sie wichtigsten Punkt oftmals an dritter oder vierter Stelle (Wilm 2004). Fragen Sie nach dem ersten Behandlungsauftrag immer mit einer offenen Frage[44] nach weiteren Beschwerden oder offenen Punkten (s. auch Kapitel 1.2.1).
In Ordnung, dann gehen wir jetzt folgendermaßen vor. *Ich werde mir zuerst Ihren Rücken ansehen und ihn dann vorsichtig abtasten.* *Dann werden wir was gegen Ihre Schmerzen unternehmen.* *Vielleicht sind zur Diagnose noch weitere Untersuchungen nötig, das kann ich Ihnen aber jetzt gleich schon sagen.* *Abschließend werden wir gemeinsam über die Behandlungsmöglichkeiten sprechen.*	Mit einer transparenten Schilderung des weiteren Verlaufs – besonders der nächsten 2–3 Schritte – geben Sie Ihren Patienten Sicherheit.

2.4.4 Die Anamnese[45] – Zusammenfassung

- Lassen Sie Gefühle ihrer Patienten zu – bzw. sprechen Sie sie an.
- Achten Sie auf nonverbale Zeichen.
- Spiegeln oder wiederholen Sie zentrale Aussagen.
- Lassen Sie Gesprächspausen zu und halten Sie sie einige Sekunden aus.
- Vermeiden Sie Suggestivfragen.
- Beschränken Sie Katalogfragen auf ein Mindestmaß.

Jetzige Beschwerde
- Stellen Sie eine offene Frage, z. B.
  - was ist passiert?
- Lassen Sie den Patienten ausreden.
- Grenzen Sie dann mittels eines Fragefilters ein (von offenen zu geschlossenen Fragen).
  - Wie ist das passiert?
  - Wann war das?

---

44 In Untersuchungen wurde mehrfach gezeigt, dass die meisten Patienten geschlossene Fragen, wie z. B. „Haben Sie sonst noch etwas?" oder „Sollen wir noch etwas anderes besprechen." verneinen, während die meisten Patienten auf eine offene Fragen weitere Punkte besprechen möchten (Langewitz 2002, Nowak 2010).
45 Nach Kleiner Anamnese-Knigge, Uniklinikum Saarland.

- Wie hat es angefangen?
- Wo ist es …?
- Waren die Schmerzen anfangs nur in der Brust?
- Hatten Sie damals auch noch andere Beschwerden?
- Haben Sie die Medikamente vertragen?
- Wurden Ihnen davon übel?

Wie ist das Krankheitsempfinden, und welche Krankheitstheorie hat der Patient?
- Wie sehr schränken Sie die Beschwerden ein?
- Was denken Sie? Woher kommen die Schmerzen?

Hintergrund
- Vorgeschichte,
- Familien- und Sozialanamnese,
- Vegetative Anamnese,
- Risikofaktoren,
- Medikamentenanamnese.

Offene Frage zum Schluss
- Was haben wir noch nicht besprochen?
- Was ist noch unklar?

2.5 Die Visite

2.5.1 Lernziele

In diesem Kapitel lernen Sie
- die verschiedenen Arten der Visite mit ihren unterschiedlichen Zielen kennen,
- so mit den unterschiedlichen Erwartungen von Patienten und Ärzten umzugehen, dass sie die Arzt-Patientenbeziehung fördern,
- die Visite so durchzuführen, dass Sie und Ihre Kollegen sich nahtlos vertreten können,
- die wichtigen Fragen kennen, auf die Sie bei der Chefarztvisite vorbereitet sein sollten.

2.5.2 Die Situation des Arztes

Für die tägliche Visite einer Station steht häufig nur eine begrenzte Zeit zur Verfügung. Damit bleibt wenig Zeit pro Patient, um die für die erfolgreiche Heilbehandlung relevanten Informationen zu erhalten und zu vermitteln.

In dieser Zeit gilt es
- die Diagnose und das bisherige Therapieergebnis zu überprüfen.
- für jeden Patienten einen Tagesplan zu machen.

- abzuschätzen, was es bei Patienten zusätzlich zu tun gibt.
- zu entscheiden, wer im Laufe des Tages bei der Therapie des Patienten involviert werden soll.

Die Oberarztvisite dient zusätzlich dazu
- ergänzende Informationen von Kollegen oder anderen Berufsgruppen zu erhalten oder weiterzugeben;
- den Heilverfahrensplan zu hinterfragen und zu überprüfen;
- ggf. daraus resultierende ergänzende Untersuchungen und Behandlungen anzuordnen.

Die Chefarztvisite hat oftmals zusätzlich eine soziale Funktion. Sie dient weiterhin
- der Patientenbindung,
- der emotionalen Absicherung des Patienten.

Natürlich verfolgt die Chefarztvisite weiterhin das Ziel den medizinischen Inhalt, die organisatorischen Abläufe und die Kompetenz/Wirkung der Mitarbeiter zu prüfen.

2.5.3 Die Situation des Patienten

Viele Patienten erleben das Krankenhaus als „Ort verunsichernder Unruhe, der wenig Spielraum lässt für ein klärendes Gespräch oder gar gute Worte" (Hax 2012). Ungeachtet des Drucks, unter denen Ärzte auf der Station oft stehen, wünschen Patienten sich
- klar verständliche Informationen über Ihren Gesundheitszustand,
- akute Aspekte ihrer Erkrankung zu besprechen,
- verlässliche Aussagen über die nächsten Schritte,
- eine freundliche, warmherzige Gesprächsatmosphäre, die es ihnen erlaubt, über ihre Gefühle zu reden.

2.5.4 Die Beziehung zwischen Arzt und Patient

Die folgende Tab. 1.4 macht offensichtlich, wie unterschiedlich die jeweiligen Prioritäten und Interessen der Ärzte und der Patienten bei der Visite sind.

Tab. 1.4: Die Rangfolge der vom Arzt und vom Patienten eingebrachten Themen bei internistischen Visiten einander gegenübergestellt (Köhle 1982).

Rangfolge der vom Arzt eingebrachten Themen		Rangfolge der vom Patienten eingebrachten Themen	
Thema	**Prozentual**	**Thema**	**Prozentual**
Therapie	21,9	Krankheitserleben	24,8
Diagnose	21,6	Diagnose	18,3
Untersuchungsergebnisse	14,4	Krankheitsverhalten	16,3
Körperliches Befinden	11,8	Therapie	15,9
Krankheitsverhalten	11,5	Körperliches Befinden	10,9
Krankheitserleben	8,3	Untersuchungsergebnisse	7,8
Sonstiges	8,1	Sonstiges	4,4
Psychisches Befinden	2,4	Psychisches Befinden	1,7
Summe Themen	**100**	**Summe Themen**	**100**

Die Feststellung der Krankheit macht aus Sicht des Arztes den größten Anteil an der Visite aus, während Patienten vor allem ihr Erleben der Krankheit besprechen möchten.

Das Informationsbedürfnis der Patienten drückt sich allerdings nicht in der Anzahl ihrer Fragen aus. Vielmehr unternehmen die Patienten, denen ein hohes Informationsbedürfnis unterstellt werden kann, im Gespräch mit Ärzten nichts oder wenig, um diese Informationen zu bekommen (Raspe 1980, Quasthoff-Hartmann 1982).

Im Sinne einer guten und wirksamen Arzt-Patienten-Beziehung gilt es also die Erwartungen beider Seiten abzugleichen oder zwischen ihnen zu vermitteln.

2.5.5 Und so geht's

Vor dem Patientenzimmer geht Dr. Thaler noch einmal die Leitfragen der Stationsvisite durch:
1. Wie heißt der Patient?
2. Wie lautet die Diagnose?
3. Wie ist mein Heilverfahrensplan?
4. Gibt es aktuell Probleme?

Gespräch zwischen Herrn Dr. Thaler (Arzt) und Herrn Kules (Patient)	Anmerkungen
Guten Morgen, Herr Kules. Mein Name ist Dr. Thaler. Ich bin Stationsarzt hier. Wie geht es Ihnen? Alles in Ordnung. Die Schmerzen sind weg. *Gut. Herr Kules, Sie sind ja neu auf der Station. Daher beschreibe ich Ihnen kurz, wie die Visiten bei uns ablaufen. Morgens um 7 Uhr beginnt der diensthabende Stationsarzt mit der Visite. Unser Ziel ist es zu erfahren, ob innerhalb der letzten 24 Stunden alles wie geplant verlaufen ist, und wir besprechen mit Ihnen den Plan für die nächsten 24 Stunden.* *Bei der täglichen Morgenvisite geht es also alleinig um die ärztliche 24-Stunden-Planung. Sie werden sehen, meist brauchen wir dafür pro Patient nur wenig Zeit.*	Fragen Sie zu Anfang jeder Visite nach dem Befinden des Patienten. Im Falle von besonderen Vorkommnissen würde der Patient sonst immer wieder – bewusst oder unbewusst – auf diese hinweisen, was den Gesprächsablauf stören würde.[46] Um Enttäuschungen[47] zu vermeiden, beschreibt Dr. Thaler offen, dass die morgendliche Visite oftmals zeitlich begrenzt ist, das Arzt-Patienten-Gespräch daher nicht im Vordergrund steht und die Visite der ärztlichen 24-Stunden-Heilverfahrensplanung dient.
In Ergänzung findet nachmittags noch eine Patientenvisite statt, bei der wir dann Ihre Themen und Fragen in Ruhe besprechen können. Wenn Sie also Fragen haben, schlage ich vor, dass Sie sich diese Fragen aufschreiben und nachmittags stellen.	Mit einer zusätzlichen Patientenvisite nachmittags, in der Sie für mögliche Fragen der Patienten zur Verfügung stehen, sichern Sie morgens den flüssigen Stationsablauf. Mit dem Rat ihre Fragen für die Nachmittagsvisite aufzuschreiben, nehmen Sie Patienten die Sorge, wichtige Fragen zu vergessen.[48]
Sie werden sehen: Bei der Oberarztvisite besprechen die Stationsärzte mit dem Oberarzt und der Pflege, ob es Änderungen in Ihrem Heilverfahrensplan geben soll. Hier wird meist über Ihre Therapie gesprochen – und nur wenig mit Ihnen. Wie gesagt, für Ihre Fragen nehmen wir uns ja am Nachmittag ausreichend Zeit.	Die Hauptfragen lauten hier: – Wie geht es dem Patienten? – Wie lautet die Diagnose? – Was ist die Therapie? – Wie ist der Heilverfahrensplan? – Was ist das Ziel bis zur nächsten Visite? – Wie ist die Langzeitplanung?

---

46 Mit „Störungen haben Vorrang" benannte Ruth Cohn das Phänomen, dass verdeckte oder nicht offen ausgesprochene Störungen Abläufe und Gespräche stärker hemmen können als die Bearbeitung der Störung. Wer beispielsweise müde oder verärgert ist, neigt unbewusst dazu, immer wieder darauf hinzuweisen. Benennt der Gesprächspartner jedoch das beobachtete Gefühl offen, hat der Betreffende keinen Grund mehr die Gefühle wiederholt zu demonstrieren (Cohn 1975).

47 Viele Patienten sind vom Ablauf der Visite enttäuscht. Immerhin sagen 90 % der Patienten in Akutkrankenhäusern, dass sie die falschen oder zu wenig Informationen über ihre Krankheit erhalten (Raspe 1980).

48 Diese Sorge ist durchaus berechtigt. Schließlich kommen drei von vier Patienten bei Arztgesprächen nicht dazu, alle ihnen wichtigen Fragen zu stellen (Geisler 1992).

Gespräch zwischen Herrn Dr. Thaler (Arzt) und Herrn Kules (Patient)	Anmerkungen
Einmal die Woche kommt der Chefarzt mit der großen Visite. Er möchte vor allem wissen, wie es Ihnen hier auf der Station geht und welche Fragen Sie zur langfristigen Therapie haben. Die kurzfristige Planung haben Sie ja schon mit den Stationsärzten und dem Oberarzt besprochen.	
Gut Herr Kules. Dann sage ich mal: bis später.	Wenn Sie sich bei jedem Patienten an ein festes Begrüßungs- und Verabschiedungsritual halten, gibt das sowohl Ihnen als auch Ihren Patienten Sicherheit. Besonders bei Stationsärzten, die im Laufe des Tages mehrfach in ein Patientenzimmer kommen, ist zu beobachten, dass sie Teile dieses Rituals auslassen. Sie wenden sich nach einem Patientengespräch beispielsweise kommentarlos zum nächsten Patienten oder verlassen wortlos das Zimmer. Oftmals sagen Patienten dann noch „Danke!" oder „Bis später!" Damit beenden sie aus der hierarchisch untergeordneten Rolle das Ritual und übernehmen so ungewollt und vermutlich unbewusst die Leitung des Gesprächs. In anschließenden Befragungen schätzen Patienten die Kompetenz der Ärzte, die von ihnen „korrigiert" wurden, als geringer ein, als die der Ärzte, welche das Ritual korrekt ausführten (Kassirer 1994).

2.5.6 Die Visite – Zusammenfassung

Stations-, Oberarzt- und Chefarztvisiten verfolgen unterschiedliche Ziele. Erklären Sie Ihren Patienten die Bedeutung der unterschiedlichen Visiten und thematisieren Sie die Erwartungen von Patienten und Ärzten. So vermeiden Sie Enttäuschungen und fördern die Arzt-Patientenbeziehung.

Typische zu beantwortende Fragen der Stations-, Oberarzt- und Chefarztvisite sind:

Stationsvisite	– Wie geht es Ihnen?
	– Wie ist der Tagesplan? (Wird der Patient z. B. entlassen?)
	– Was gibt es zu tun? (Labor, Röntgen, Arztbrief schreiben etc.)
	– Wen muss ich involvieren? (Pflege, Sozialdienst, Oberarzt etc.)

Oberarztvisite	– Wie geht es dem Patienten?
	– Wie lautet die Diagnose?
	– Was ist die Therapie?
	– Wie ist mein Heilverfahrensplan?
	– Was ist das Ziel bis zur nächsten Visite?
	– Wie ist die Langzeitplanung?
Chefarztvisite	– Wie geht es Ihnen?
	– Gibt es Besonderheiten, die der Chefarzt wissen sollte?
	– Hat der Patient Fragen zur langfristigen Planung?
Das Gesprächsritual	– Vorher kurz sammeln: Was ist mein Gesprächsziel?
	– Beim Betreten des Zimmers alle (!) Anwesenden ansehen und begrüßen.
	– Am Anfang jedes Gesprächs den Patienten mit Namen ansprechen.
	– Das Ende des Gesprächs mit einem Ausblick auf die nächsten Maßnahmen/Schritte einleiten.
	– Verabschieden Sie sich von jedem Patienten mit seinem Namen und einem Gruß, bevor Sie sich von ihm abwenden.

2.6 Das Aufklärungsgespräch

2.6.1 Lernziele

Sie lernen ein Aufklärungsgespräch so zu gestalten, dass Patienten verstehen, für welche Behandlung sie sich entschieden und welche Alternativen sie haben.

2.6.2 Die Situation

Das Ziel der Aufklärung ist es, dass Patienten die Behandlung und ihre möglichen Alternativen verstehen. Die Realität zeichnet jedoch ein anderes Bild. Viele wissen weder, welche Maßnahmen durchgeführt wurden, noch wie sie sich in Zukunft verhalten sollen.[49]

---

[49] Beispielsweise kann einer von vier Patienten nach einer Laparoskopie aufgrund akuter Bauchschmerzen später nicht sagen, welche Untersuchung bei ihm durchgeführt wurde. Einer von Fünf weiß nicht, ob die Appendix operativ entfernt wurde (Murphy et al. 2004). 78 % der Patienten können nach der Entlassung von der Notfallstation nicht sagen, welche Diagnose der Arzt gestellt hat und wie die weitere Behandlung geplant ist (Engel et al. 2009).

2.6.3 Die Situation des Arztes

Der Arzt möchte den Patienten so aufklären, dass er Folgendes korrekt einschätzen kann:
- Diagnose,
- Art der Behandlung,
- Methode der Durchführung,
- Ziel,
- Nutzen und Risiken einer Intervention,
- Behandlungsalternativen (Art, Risiken und Nutzen) und
- was vermutlich geschieht, wenn nichts getan wird.

2.6.4 Das Verhältnis zwischen Arzt und Patient

Ärzte überschätzen oft, wie viel der Patient vom Aufklärungsinhalt verstanden hat. Patienten trauen sich hingegen meist nicht, Unverstandenes zu hinterfragen[50] und merken naturgemäß auch nicht, wenn sie etwas falsch verstanden haben (siehe auch Kapitel 2.6).

Das Ziel der Aufklärung ist also,
- Informationen in einer für den Patienten leicht verständlichen Sprache zu vermitteln.
- sicherzustellen, dass der Patient die Informationen auch tatsächlich verstanden hat.

2.6.5 Und so geht's

Während der Aufklärung fragen sich Patienten häufig, was die Information konkret für ihre Situation bedeutet. Beobachten Sie während der Aufklärung Ihre Patienten aufmerksam und versuchen Sie gleichzeitig, eine Situation zu schaffen, in der sie sich trauen, diese Fragen offen zu stellen. Dann erfahren Sie, wie viele Informationen Ihre Patienten in welcher Detailgenauigkeit benötigen. Im Idealfall steuern Patienten mit ihren Fragen das Aufklärungsgespräch.

Damit Sie herausfinden können, welche Fragen Ihre Patienten haben, brauchen diese die Möglichkeit, die Informationen zu verstehen.

Sie sollten daher, nach jeweils zwei bis drei Informationen, eine Verständnispause machen und abwarten, ob sich Fragen ergeben. Damit Sie sicher sind, dass Ihre Patienten alles richtig verstanden haben, sollten Sie während der Erklärung immer

---

50 Langewitz 2012.

wieder überprüfen, was sie bis hierher verstanden haben.[51] Je besser es gelingt, neues Wissen in vorhandenes zu implantieren, desto grösser ist die Wahrscheinlichkeit, dass das Neue verstanden und behalten wird.

Einen Tag vor dem Aufklärungsgespräch erhält die Patientin Ellen Bogen den Aufklärungsbogen, mit der Bitte ihn vor dem Gespräch zu lesen. So kann sie sich schon einmal mit der geplanten Operation auseinandersetzen und zu unklaren Punkten gezielte Fragen stellen. Oft wird die Aufklärung dadurch verständlicher und auch schneller.

Gespräch zwischen Frau Dr. Engel (Ärztin) und Frau Bogen (Patientin)	Anmerkungen
Frau Bogen, ich möchte jetzt gerne mit Ihnen über den geplanten Eingriff sprechen: Die Arthroskopie Ihres rechten Knies. [Die Patientin nickt.]	
Folgende Punkte möchte ich mit Ihnen besprechen: 1. *Warum wir diesen Eingriff machen wollen.* 2. *Wie der Eingriff ablaufen wird.* 3. *Was seine Risiken sind.* 4. *Welche Alternativen es gibt.* 5. *Wie es danach weitergehen wird.* [Die Ärztin macht eine Pause. Die Patientin nickt.]	Mit Formulierungen wie „mit Ihnen besprechen" statt „Ihnen erklären" demonstrieren Sie, dass Sie sich einen offenen Dialog vorstellen. Je gegliederter Sie Informationen darstellen, desto leichter werden sie verstanden und behalten.[52] Überprüfen Sie, ob Ihre Patienten jetzt bereit sind für das Aufklärungsgespräch.
Frau Bogen, hatten Sie die Gelegenheit den Aufklärungsbogen zu lesen? Ja, ein paar Punkte habe ich aber nicht verstanden. Vor allem aber: Muss das denn wirklich sein? Ich meine, geht das bestimmt nicht von selber wieder weg? *Das geht leider nicht von selbst weg. Tatsächlich werden die Beschwerden immer schlimmer, wenn Sie einfach abwarten. Was dann nämlich passiert, ist Folgendes […]* *Da sind wir auch schon beim ersten Punkt: Warum wir diesen Eingriff machen wollen […]*	Wenn sich Patienten vor dem Gespräch informieren konnten, dann konzentriert sich das Gespräch auf die noch unklaren Stellen. Im besten Fall leiten die Fragen des Patienten das Aufklärungsgespräch.

51 Langewitz empfiehlt dafür die „blaming myself"-Technik (Langewitz 2013). „Ich finde diesen Punkt schwer zu erklären. Seien Sie doch bitte so nett und sagen Sie mir, was Sie bis hierhin verstanden haben. So kann ich sicher sein, dass ich es richtig erklärt habe."
52 Siehe auch Kapitel 1.1.1, und vergleiche Friedemann Schulz von Thun „Die vier Verständlichmacher: Gliederung/Ordnung, Einfachheit/Klarheit, Kürze/Prägnanz, Bilder und Beispiele" (Langer 2011).

Gespräch zwischen Frau Dr. Engel (Ärztin) und Frau Bogen (Patientin)	Anmerkungen
[Nach zwei, drei Informationen macht die Ärztin eine Pause.]	Häufig haben Patienten zu den Punkten noch Fragen, z. B. zur Bedeutung für die eigene Situation, welche Konsequenzen sich im Langzeitverlauf ergeben und wägen bereits Risiken und Nutzen einer Intervention ab. Um diese Fragen allerdings stellen zu können, brauchen sie Zeit, die Informationen erst einmal zu verstehen. Machen Sie daher immer nach zwei bis drei Informationen eine Pause und warten Sie ab, ob sich Fragen ergeben.
Bei dem Eingriff würden wir folgendermaßen vorgehen: Zuerst [...] dann [...] [Pause]	Klären Sie Patienten nach folgendem Muster schrittweise auf: 1. Informationen vermitteln, 2. Zeit zum Verstehen geben, 3. Gelegenheit für Fragen anbieten, 4. die nächste Information...
Frau Bogen, ich finde diesen Punkt schwer zu erklären und möchte gerne sicher sein, dass ich mich verständlich ausgedrückt habe. Mir würde es daher helfen, wenn Sie einfach mal mit Ihren Worten sagen, was bei Ihnen angekommen ist.	So können Sie sicher sein, dass Ihre Patienten sie tatsächlich richtig verstanden haben (s. auch Kapitel 1.1.1).

Für die Aufnahme von Informationen bevorzugen Menschen unterschiedliche Wahrnehmungskanäle. Manche begreifen Dinge besser, wenn sie sie anfassen können. Anderen wird etwas klarer, wenn sie ein Bild oder eine Zeichnung betrachten können.[53]

---

53 Sie können auch an der Sprache ihres Gegenübers erkennen, welchen Sinneskanal er für die Informationsaufnahme bevorzugt. Visuelle Typen benutzen oft Formulierungen wie: „das ist klar", „das sehe ich ein", „das sieht gut aus" etc. Für Auditive „hört sich was gut an", „es findet Anklang" oder sie finden beispielsweise etwas „schreiend ungerecht". Kinästheten „haben das Gefühl", sie sind „niedergeschlagen" oder „erleichtert". Olfaktorische oder gustatorische Menschen sind oftmals Genießer „mit dem richtigen Riecher" denen schnell „etwas stinkt". Wenn ihnen etwas „nicht schmeckt", haben sie schnell „die Schnauze voll", aber sie hatten ja bereits „gewittert", dass ihnen das einmal „sauer aufstößt". William Falzett zeigte 1981, dass sich die Gesprächspartner deutlich wohler fühlten und ihrem Gegenüber mehr vertrauten, wenn dieser häufig Begriffe ihres primären Repräsentationssystems benutzte (Falzett 1981).

Kündigen Sie das Aufklärungsgespräch an und erklären Sie zuerst den Gesprächsablauf:

1. Warum wollen Sie diesen Eingriff machen?
2. Wie wird er genau ablaufen?
3. Was sind die Risiken des Eingriffs?
4. Welche Alternativen gibt es?
5. Wie geht es danach weiter?

- Pause.
- Dann beginnen Sie mit dem ersten Punkt.
- Nach 2–3 Informationen bitten Sie Ihre Patienten zu erklären, was sie bis hier hin verstanden haben.
- Erklären und ergänzen Sie so lange, bis Ihre Patienten die Informationen richtig wiedergeben können.
- Dann folgen die nächsten 2–3 Informationen, welche die Patienten anschließend erläutern sollen.

2.7 Umgang mit Fehlern und Zwischenfällen

2.7.1 Lernziele

Sie lernen, medizinische Fehler und Zwischenfälle professionell mit den Betroffenen zu besprechen.

2.7.2 Die Situation – Allgemein

Zwar ist die Zahl schwerwiegender Behandlungsfehler unbekannt, doch fest steht, dass nicht alle bekannt gewordenen ärztlichen Fehler auch vor Gericht enden. Nach Aussagen der Betroffenen entscheidet vor allem die Kommunikation nach dem Fehler, ob es zu einem Streit kommt.[54]

Nach Fehlern ist im Umgang mit den Betroffenen immer wieder zu beobachten:
- Die Kommunikation wird verweigert/reduziert.
- Der Fehler oder seine Auswirkung wird bagatellisiert.
- Dem Patienten wird die Schuld oder eine Teilschuld gegeben (Nikotin, Alkohol, zu frühe Belastung, Fettleibigkeit ...).
- Im Gespräch verstecken sich die Mitarbeiter hinter medizinischen Fachbegriffen.

---

54 Amerikanische Versicherungen reduzieren die Arzt-Haftpflichtprämie, wenn die Ärzte nachweisen, dass sie an einem Kommunikationstraining teilgenommen haben (Horst 2012).

- Das Gespräch wird an Assistenten oder andere Unbeteiligte delegiert.
- Mitarbeiter lassen sich von dem aufgebrachten Patienten provozieren.
- Sie argumentieren mit dem Beschwerdeführer.
- Sie werden unhöflich oder reagieren unprofessionell.

Meist fehlt in Krankenhäusern auch eine klare Strategie, mit Fehlern umzugehen. Auch wissen nicht alle Mitarbeiter, wie sie deeskalierend auf Vorwürfe und Provokationen reagieren können.

2.7.3 Die Situation des Patienten/Angehörigen

Die meisten betroffenen Patienten oder Angehörigen möchten vor allem erfahren, welche Konsequenzen die Klinik aus dem Fehler ziehen wird. Nur ein kleiner Teil erwartet von Beginn an einen finanziellen Ausgleich oder eine Entschädigung. Eine Schadensersatzzahlung wird oftmals „als Strafe" gefordert, wenn sich die Betroffenen ungerecht behandelt fühlen.

2.7.4 Die Situation des Arztes

Die betroffenen Ärzte sind häufig sehr verunsichert. Viele sind verwirrt, schämen sich für den Fehler, haben Schuldgefühle und befürchten rechtliche Konsequenzen. Viele wissen auch nicht, was sie juristisch und versicherungsrechtlich sagen dürfen, ohne beispielsweise ihren Versicherungsschutz zu verlieren. Der Wunsch, über den Vorfall zu sprechen, ist daher gering. Nur wenige Kliniken stellen ihren Mitarbeitern einen allgemeinen Leitfaden oder eine abgestimmte klare Strategie zur Verfügung, wie sie mit Fehlern umgehen sollen.

2.7.5 Das Verhältnis zwischen Arzt und Patient

Aus der Sicht der Ärzte scheint sich das Machtverhältnis umgekehrt zu haben. Aus dem Wissenden und Helfenden ist nun der Angeklagte geworden.

Doch auch die Betroffenen sehen sich als Opfer und hilflos an. Denn meist verfügen sie nicht über alle relevanten Daten und auch nicht über das notwendige medizinische Wissen. Und wenn sich die Betroffenen so eindeutig unterlegen fühlen, steigt die Neigung sich Unterstützung zu holen (Beschwerdestellen, Presse, Anwalt...).

Es gilt also Beschwerdeführern das Gefühl zu geben,
- dass das Haus/der Arzt die Beschwerde ernst nimmt und
- ihnen alle notwendigen Daten und Informationen zur Verfügung stellt.

2.7.6 Und so geht's

Gespräch zwischen Herrn Dr. Linde (Arzt) und Frau Ritte (Patientin)	Anmerkungen
[Der Arzt und die Schwester kommen zu der Patientin Marga Ritte ins Patientenzimmer.] *Guten Morgen Frau Ritte, ich habe gehört, Ihnen ging es gestern sehr schlecht und Sie sind gefallen?* Ja, das stimmt. Wie kann denn so was passieren? *Darüber möchte ich gerade mit Ihnen sprechen. Können wir bitte dazu ins Arztzimmer gehen?*	Kommunikation eines schwerwiegenden Fehlers ist Sache des Operateurs oder des Chefarztes. Sie ist nicht delegierbar.
Frau Ritte, ich habe Schwester Schen zu dem Gespräch dazu gebeten, weil sie ggf. was zu der Situation sagen kann. Darf ich Ihnen einen Kaffee anbieten – oder etwas anderes? Einen Kaffee, bitte.	Da Patienten in ihrer Aufregung schon einmal etwas überhören oder falsch verstehen, sollten Sie zur Sicherheit einen Zeugen mitbringen. Führen Sie das Gespräch möglichst in einem gastlichen Raum und bieten Sie Getränke an. Eine entspannte und freundliche Atmosphäre wirkt deeskalierend.
Was ist denn gestern aus Ihrer Sicht passiert? Nach dem Mittagessen bin ich zum Kiosk, und dann wurde mir urplötzlich so ganz anders. Dann drehte sich alles und mir wurde übel. Als ich dann plötzlich nicht mehr wusste, wie ich zurück auf die Station komme, habe ich Panik bekommen. Ja – und dann bin ich schließlich gefallen. Das Ergebnis sehen Sie ja. *Ja, das sieht wirklich schlimm aus. Wie lange hat das dann gedauert?* So richtig vorbei war die Panik erst heute Morgen. Was war das denn?	Hören Sie gut zu und unterbrechen Sie auch falsche Schilderungen nicht. Machen Sie sich stattdessen Notizen, auf die Sie im Anschluss zu sprechen kommen können.
Das ist mir jetzt ganz schrecklich unangenehm, Frau Ritte. Doch wie es aussieht haben Sie ein falsches Medikament bekommen. Das habe ich mir schon gedacht. *Gestern bei der Visite haben wir beide besprochen, dass Sie etwas gegen Ihre Schmerzen bekommen. Das habe ich auch so angeordnet – zumindest wollte ich das. Sehen Sie, hier ist der Eintrag. Anschließend hat es eine Verwechslung gegeben. Statt des Schmerzmittels haben Sie einen Blutdrucksenker bekommen. Durch den Blutdruckabfall ist Ihnen schwindelig und übel geworden. Dann kamen Angst und Panik dazu, und Sie haben sich verlaufen und sind gefallen.*	Zeigen Sie Empathie, möglichst sogar Mitgefühl. Vermeiden Sie es, den Vorfall zu bagatellisieren. Damit würden Sie der Einschätzung der Betroffenen sicherlich widersprechen, was bereits zu einem Konflikt führen könnte. Nutzen Sie eine möglichst einfache Sprache, um den Eindruck des Verschleierns zu vermeiden. Belegen Sie Ihre Aussagen möglichst mit Unterlagen. Bieten Sie an, Kopien mitzugeben. Vermeiden Sie es, Fehler oder Schuld offen einzugestehen. Lassen Sie unangemessene Vorwürfe und Provokationen möglichst unkommentiert. Viele Provokationen hören dann von selbst auf.

Gespräch zwischen Herrn Dr. Linde (Arzt) und Frau Ritte (Patientin)	Anmerkungen
Falsche Medikamente? Das darf doch nicht passieren. *Das stimmt. Das darf auf keinen Fall passieren. Da sind wir uns alle einig.* Und warum ist es denn dann doch passiert? *Das ist leider nicht ganz klar. Schwester Schen hat anscheinend ein anderes Medikament erkannt als ich gemeint habe. Sie konnte offensichtlich meine Schrift schlecht lesen. Ärzte haben ja bekanntermaßen alle eine Sauklaue.* Da kann ich wohl kaum was gegen sagen. Und jetzt?	
Darauf gibt es mehrere Antworten. Das Wichtigste ist natürlich, wie es Ihnen geht. Sie sagen, die Panik ist vorbei. Das ist gut. Ihren Blutdruck haben wir ja immer gemessen; der hat sich wieder auf das normale Maß eingepegelt. Das Medikament ist also abgebaut und wird auch in Zukunft keine Wirkung mehr zeigen. Das blaue Auge und ihr Handgelenk haben wir versorgt. Die werden wohl folgenlos ausheilen. Bekomme ich Schmerzensgeld oder so was? *Da lassen Sie uns bitte anschließend drauf zurückkommen. Für uns ist momentan am wichtigsten, dass es Ihnen wieder gut geht und wie wir solche Verwechselungen in Zukunft vermeiden können.*	Betonen Sie ab dieser Phase das Gespräch mit verschiedenen Lösungsansätzen positiv zu führen.
Dafür haben Schwester Schen und ich gleich einen Termin mit dem Ärztlichen Direktor, der Pflegedirektion und dem Qualitätsmanagement. Den Geschäftsführer haben wir bereits über den Vorfall informiert. Herrje, bekommen Sie jetzt Ärger? *Ich sage mal so: So ganz gelassen ist im Moment keiner. Aber wir wollen vor allem dafür sorgen, dass so etwas nicht mehr vorkommen kann.* Und wie?	Zeigen Sie, dass Sie und alle anderen Beteiligten und Verantwortlichen den Vorfall ernst nehmen und dass alle versuchen, etwas daraus zu lernen.
Das haben wir noch nicht endgültig entschieden. Ich halte Sie aber auf dem Laufenden.	

Gespräch zwischen Herrn Dr. Linde (Arzt) und Frau Ritte (Patientin)	Anmerkungen
Die nächste wichtige Frage ist, ob Sie sich nach dem Vorfall noch gut bei uns aufgehoben fühlen. Sie meinen, ob ich lieber in ein anderes Krankenhaus möchte? *Ja, oder auf eine andere Station.* Na ja, passiert ist passiert, oder? Das hätte vielleicht auch woanders passieren können. *Sie bleiben?* Ja. *Das freut mich. Danke für Ihr Vertrauen.*	Wenn Patienten nicht in ihrem Krankenhaus bleiben wollen, dann bieten Sie an, dass Sie sich um einen Platz in einer anderen Klinik kümmern.
Möchten Sie eine Kopie der Kurve mit der Anweisung? Nein, danke. Das brauche ich nicht.	Stellen Sie dem Patienten auf Wunsch Kopien der Krankenakte zur Verfügung.
Kommen wir zu dem Schmerzensgeld. Unbestritten ist, dass Sie das falsche Medikament bekommen haben. Vermutlich sind Sie dadurch gestürzt. Ob Sie dadurch einen Anspruch auf Schmerzensgeld haben, kann ich Ihnen nicht beantworten – ich bin schließlich kein Jurist. Das ist eher eine Frage für Anwälte.	Erkennen Sie keine Haftpflichtansprüche an und machen Sie keine Angaben zur Regulierung des Schadens.
Frau Ritte, wann kommt denn Ihre Tochter das nächste Mal? Heute Nachmittag, warum? *Was halten Sie denn davon, wenn ich dann dazu komme und ihr alles noch mal erkläre? Sie wird sicherlich die eine oder andere Frage haben.* Gute Idee.	Da Sie nicht wissen, was Patienten ihren Angehörigen von dem Vorfall erzählen, sollten Sie möglichst selbst mit den Angehörigen sprechen. So erfahren Sie auch, wie diese auf den Zwischenfall reagieren. Bieten Sie auf jeden Fall das Gespräch an, bevor die Angehörigen darum bitten.

2.7.7 Umgang mit Fehlern und Zwischenfällen – Zusammenfassung

Kommunikation nach einem Zwischenfall – modifiziert nach Ulsenheimer (Ulsenheimer 2009, Ulsenheimer 2013, Aktionsbündnis Patientensicherheit e. V. 2012).
- Kommunikation eines schwerwiegenden Fehlers ist Sache des Operateurs oder des Chefarztes. Sie ist nicht delegierbar.
- Vereinbaren Sie ggf. vorher einen Gesprächstermin.
- Ziehen Sie zu dem Gespräch möglichst Zeugen hinzu.
- Zeigen Sie, dass Ihnen das Gespräch wichtig ist. Nehmen Sie sich Zeit, führen Sie das Gespräch beispielsweise im Sitzen und bieten Sie Getränke an.

- Hören Sie gut zu und unterbrechen Sie auch bei unsinnigen Argumenten und Einwänden nicht. Machen Sie sich stattdessen Notizen und gehen anschließend auf divergente Punkte ein.
- Sprechen Sie offen mit dem Patienten und mit den Angehörigen.
- Vermeiden Sie Fremd- und Fachworte.
- Bringen Sie möglichst Bilder mit, oder fertigen Sie Zeichnungen an.
- Bieten Sie an, dass der Patient diese Unterlagen und Zeichnungen behalten kann.
- Bieten Sie proaktiv ein Gespräch mit den Angehörigen an. Der Patient wird den Angehörigen vermutlich nur den negativen Teil Ihrer Schilderung wiederholen.
- Versuchen Sie, das Gespräch mit einem positiven Ausblick zu beenden.

2.7.7.1 Ausblick

- Erklären Sie das weitere medizinische Vorgehen.
- Zeigen Sie, wie Ihre Organisation aus dem Zwischenfall lernen wird.
- Informieren Sie die Beteiligten kontinuierlich über die Entwicklung des Falles.
- Wenn der Patient nicht bleiben möchte: Bieten Sie an, dass Sie sich um einen Platz in einer anderen Klinik kümmern.

2.7.7.2 Krankenunterlagen und Mitteilung des Haftpflichtversicherers

- Bieten Sie dem Patienten Einsicht in seine Krankenunterlagen.
- Stellen Sie auf Wunsch Kopien zur Verfügung.
- Teilen Sie den Vorfall Ihrem Haftpflichtversicherer mit.

2.7.7.3 Rechtliches

- Vermeiden Sie Schuldanerkenntnisse – auch wenn das keinen Einfluss auf den Versicherungsschutz hat. Bestreiten Sie aber auch keine Schuld.
- Erkennen Sie keine Haftpflichtansprüche an.
- Machen Sie keine Angaben zur Regulierung des Schadens.

2.8 Das Entlassungsgespräch

2.8.1 Lernziele

Sie lernen
- sich auf ein Entlassungsgespräch vorzubereiten,
- ein Entlassungsgespräch professionell und patientenorientiert zu führen.

2.8.2 Die Situation

Vor der Entlassung führt der Krankenhausarzt mit dem Patienten ein Entlassungsgespräch.

Das Aufnahme- und das Entlassungsgespräch sind die formalen Anfangs- und Endpunkte des Krankenhausaufenthalts. Das Entlassungsgespräch schließt mit einem Rückblick ab und weist mit dem Ausblick auf die weiteren Schritte, auf eine neu beginnende Phase.

2.8.3 Die Situation des Arztes

Für den Arzt steht oftmals der Arztbrief für den Abschluss der Behandlung seiner Patienten. Entsprechend besteht für ihn latent die Gefahr, das Entlassungsgespräch zu vernachlässigen.

2.8.4 Die Situation des Patienten

Viele Patienten haben zum Zeitpunkt der Entlassung noch Fragen – trotz wiederholter vorhergehender Erklärungen durch den Arzt und die Pflegemitarbeiter. Ursache der vielen Fragen vor der Entlassung kann die Erkenntnis des Patienten sein, bald wieder auf sich selbst gestellt zu sein. Das Entlassungsgespräch bietet zunächst einmal die „letzte Gelegenheit", das weitere Procedere und die offenen Fragen zu besprechen.

2.8.5 Das Verhältnis zwischen Arzt und Patient

Das Entlassungsgespräch ist ein hervorragendes Instrument, die Patientenzufriedenheit zu erhöhen und die Bindung des Patienten an das Krankenhaus zu stärken.

2.8.6 Und so geht's

Gespräch zwischen Herrn Dr. Maier (Arzt) und Frau Pfahl (Patientin)	Anmerkungen
Frau Pfahl, wie waren die fünf Tage hier für Sie? Wie die fünf Tage waren? Gemischt, da will ich ganz offen sein, gemischt. *Gemischt?*	Bieten Sie dem Patienten zu Beginn an über die emotionalen Aspekte zu sprechen. Andernfalls kann es passieren, dass sich das Gefühl immer wieder zwischen den Zeilen Platz macht (Cohn 1975). Mit der Wiederholung eines Schlüsselbegriffs animieren Sie Patienten zum Weiterreden (s. auch Kapitel 1.2.2).
Ja, ich hatte doch einen Tag vor meiner Aufnahme extra wegen eines Einzelzimmers angerufen. Hätte ich gewusst, dass ich kein Einzelzimmer bekomme, dann wäre ich doch gar nicht gekommen. *Stimmt, da waren Sie ja sehr verärgert.* Ja, das mit dem Einzelzimmer war mir wirklich wichtig. Bitte entschuldigen Sie, dass ich so deutlich geworden bin. Im Nachhinein bin ich ja froh, dass ich geblieben bin. Hat ja alles noch gut geklappt.	Mit Ihrer empathischen Reaktion ermöglichen Sie Ihren Patienten, den Ärger „loszulassen".
Was war für Sie in den fünf Tagen am wichtigsten? Das Wichtigste? Das alles gut geklappt hat. Danke übrigens für die gute Versorgung.	Mit der Frage nach „dem Wichtigsten" lenken Sie die Bewertung Ihrer Patienten von ggf. ärgerlichen Nebensächlichkeiten auf Ursache und Ziel des Krankenhausaufenthaltes.
Gerne. Lassen Sie uns noch mal das Medizinische zusammenfassen. Die Metastasen konnten wir entfernen. Wie es aussieht, waren sie auch nur an dieser einen Stelle. Aus unserer Sicht ist die Operation gut verlaufen, und wir sind auch mit der Wundheilung sehr zufrieden. Jetzt ist es wichtig, dass Sie sich regelmäßig untersuchen lassen.	Medizinisches Resümee.

Gespräch zwischen Herrn Dr. Maier (Arzt) und Frau Pfahl (Patientin)	Anmerkungen
Haben Sie einen Termin bei Ihrem Hausarzt? Ja. *Der wird sich auch die Aufnahmen ansehen wollen. Nehmen Sie sie gleich mit?* Ja, gerne. *Gut. Achten Sie vor allem darauf, dass Sie sich in den nächsten drei Wochen schonen. Zuhause sollten Sie eher liegen als sitzen, eine halbe Stunde am Tag spazieren gehen, maximal 5 Kilo heben. Wenn Sie Bauchschmerzen bekommen, wenn Ihnen übel wird, wenn der Bauch hart wird, dann kommen Sie unbedingt sofort ins Krankenhaus. Sofort. Vereinbaren Sie kurzfristig einen Termin bei der Ernährungsberatung. Wenn Sie keinen Termin bekommen, dann melden Sie sich bitte bei mir. Ich besorge Ihnen dann einen Termin hier im Haus. In 4 Wochen möchte ich Sie gerne noch einmal hier untersuchen. Dazu vereinbaren wir am besten gleich einen Termin.*	
Haben Sie noch Medikamente? Sie brauchen morgens und abends jeweils eine Tablette. Ich habe noch drei, also für heute und morgen. *Heute ist Freitag. Ich gebe Ihnen was für Sonntag und Montag mit. Können Sie am Montag zu Ihrem Hausarzt gehen und sich neue verschreiben lassen?*	Besprechen Sie dann, welche Medikamente der Patient weiterhin wie nehmen soll. Hat er noch eigene? Wie überbrückt er ggf. das nächste Wochenende oder die Zeit, bis er sich neue verschreiben lassen kann?
Wann fangen Sie wieder an zu arbeiten? Wann? Keine Ahnung. Wann darf ich denn? *Ich empfehle, dass Ihr Arzt Sie drei Wochen arbeitsunfähig schreibt.*	Wie plant der Patient in der nächsten Zeit seine Krankheit zu managen oder seinen Lebensstil anzupassen?
Was möchten Sie noch besprechen? So weit ist alles klar.	Wenn der Patient an dieser Stelle keine Fragen stellt, dann schließen Sie diese Phase mit einer offenen Frage ab (s. auch Kapitel 1.2.1).
Gut. Hier ist der Arztbrief. Sollen wir den Inhalt besprechen? Nein, das haben wir doch schon alles besprochen. *In Ordnung. Nehmen Sie ihn mit oder sollen wir ihn an den Hausarzt senden?* Den nehme ich gerne mit. *Gut. Möchten Sie eine Kopie für sich?* Nein. *Nehmen Sie auch gleich die Aufnahmen mit?* Ja, gerne.	

2.8.7 Das Entlassungsgespräch – Zusammenfassung

2.8.7.1 Die subjektive Einschätzung

- Wie hat der Patient den Krankenhausaufenthalt empfunden?
- Bei kritischen Rückmeldungen lenken Sie mit der Frage: „Was war das Wichtigste für Sie?" den Blick auf die medizinische Versorgung.

2.8.7.2 Das medizinische Resümee

- Welche wichtigen Behandlungen/Untersuchungen wurden gemacht und was haben sie ergeben?
- Was soll der Patient in Hinblick auf seine Erkrankung beachten (Krankheitsmanagement/Lebensstil)?
- Hat der Patient dazu Fragen?
- Welche poststationären Behandlungsschritte sollten jetzt folgen?
- Ist eine Anschlussversorgung geregelt? Wie kann der Patient erkennen, ob sie gut abläuft?
- Welche Ärzte oder Therapeuten sollte der Patient für die weitere Behandlung aufsuchen?
- Wann steht die nächste ärztliche Kontrolle an?
- Sind im Folgenden Medikamente zu nehmen? Wie?
- Wo bekommt der Patient das erste Rezept für die notwendigen Medikamente?
- Erhält der Patient bei der Entlassung alle nötigen Medikamente mit nach Hause? Wie lange reichen diese aus? (Reichen sie übers Wochenende?)
- Wo erhält er Unterstützung bei der Beschaffung von Heil- und Hilfsmitteln (z. B. Rollstuhl, Pflegebett)?

2.8.7.3 Organisatorisches

- Sind alle erforderlichen Pässe (z. B. Endoprothesen-Pass) ausgestellt und aktualisiert worden?
- Sind alle notwendigen Informationen für die weitere Behandlung an den entsprechenden Arzt, zum Beispiel den Hausarzt, weitergeleitet?
- Soll der Patient aktuelle Röntgen- oder Computertomografie-Aufnahmen zum weiterbehandelnden Arzt mitnehmen?
- Braucht er eine Arbeitsunfähigkeitsbescheinigung?
- An wen soll er sich dafür wenden?

In diesem Kapitel lernen Sie, welche Faktoren die Angst Ihrer Patienten begünstigen oder reduzieren können und wie Sie die Angst Ihrer Patienten beeinflussen können.

Die meisten Patienten empfinden einen Krankenhausaufenthalt bedrohlich.[55] Sie haben

- Angst vor dem Sterben,
- Angst vor Schmerzen,
- Angst vor dem Unbekannten und Fremden,
- Angst vor dem Danach,
- Angst vor der Narkose,
- Angst vor der Operation,
- Trennungsängste (Richter 2007).

65 % der Patienten befürchten Behandlungsfehler, 61 % erfolglose Therapien, 55 % die Ansteckung mit gefährlichen Keimen und 53 % haben Angst vor Schmerzen (Pressemitteilung der Hansa-Merkur-Versicherungsgruppe vom 3. November 2009).

Angst ist für die Betroffenen unangenehm, doch sie kann medizinisch hoch wirksam sein. Eine mittelgradige präoperative Furcht führt beispielsweise zu einer bestmöglichen postoperativen Anpassung (Janis 1958).

Doch Patienten mit hochgradigen präoperativen Ängsten haben nachgewiesenermaßen postoperativ mehr Schwierigkeiten (Mathews 1981).[56]

---

55 Lediglich 21% der in einer Studie beobachteten Patienten nahmen ihre Erkrankung gefasst auf und waren in der Lage ihre Sorgen ohne Angstsymptome selbst zu bewältigen. 47% bewältigten ihre Krankheit selbst, zeigten aber deutliche Angstsymptome. Bei 30 % waren Anzeichen großer Angst bis hin zur Todesangst zu beobachten (Engelhardt 1973).

56 Welche Form und Ausprägung von Angst ist „normal"? Psychologen unterscheiden Furcht und Angst. Die „gesunde" Furcht dient als Schutz vor realen Bedrohungen. Angst definieren sie als irrationale Überschätzung einer Bedrohung. Sie wird pathologisch, wenn sie dauerhaft die Lebensqualität beeinträchtigt oder zur Unfähigkeit der Alltagsbewältigung führt (Arbeitsunfähigkeit, soziale Isolation, etc.) Ängste sind oft irrational und mit Argumenten nicht zu besänftigen. Zudem verhalten sie sich meist umgekehrt proportional zu ihrer Auftretenswahrscheinlichkeit. Viele Schwimmer vermeiden tiefes Wasser aus Angst vor Haiattacken, beteiligen sich aber vergleichsweise bedenkenlos am Straßenver-

Ziel der ärztlichen Kommunikation ist es also, die Angst ihrer Patienten auf ein normales, risikoangemessenes Maß zu reduzieren.

3.1.3 Und so geht's

Jeff Trainer ist beim Fahrradfahren gestürzt und wartet nun im Behandlungszimmer auf den Arzt. Er macht einen fahrigen Eindruck, wirkt unruhig und gehetzt.

Dr. Emil Behring, der behandelnde Arzt, kommt in das Untersuchungszimmer und begrüßt den Patienten.

Gespräch zwischen Herrn Dr. Behring (Arzt) und Herrn Trainer (Patient)	Anmerkungen
Guten Tag Herr Trainer. Ich bin Dr. Behring, der Stationsarzt und werde Sie gleich untersuchen. Die Schwester hat mir gesagt, dass Sie beim Sport gestürzt sind. [Der Patient schaut Dr. Behring unsicher an. Dann wischt er sich die Hände an der Hose ab, beugt sich nach vorne um sich dann gleich wieder auf die Liege zu setzen.] Morgen Doktor. Ja, ich bin gestürzt. Ich meine, ist eigentlich nichts Wildes. Blutet halt sehr. Hat aber schon aufgehört. Brennt ziemlich, aber wie gesagt, nichts Wildes.	Ein unsicherer, unruhiger Blick, eine hektische Sprache oder hektische Bewegungen (rumzappeln) deuten ebenso auf die große Angst eines Patienten hin, wie ein starkes Schwitzen. Sie kann sich auch als Teilnahmslosigkeit bis hin zur Angststarre zeigen.
Ich sehe schon. Das hat ja ordentlich geblutet. Das tut vermutlich noch sehr weh, ja? Ja, schon. *Gut. Dann machen wir als erstes was gegen die Schmerzen. Und dann behandeln wir die Wunde.* Wird das genäht? *Nein, das ist eine große Schürfwunde. Sie erhalten eine Salbe und einen Verband.* Also wird nichts genäht?	Lassen Sie sich von der Ungeduld und Nervosität des Patienten nicht anstecken. Indem Sie sich dazu setzen, möglichst auf Augenhöhe, vermitteln Sie, dass Sie jetzt Zeit haben.[57] Sprechen Sie mit ruhiger Stimme. Vermeiden Sie Fachausdrücke und Abkürzungen, da Unverständliches die Angst verstärkt. Der Eindruck, dass sich alle um die Reduzierung seiner Schmerzen bemühen steigert das Vertrauen und die Kooperationsbereitschaft ängstlicher Patienten. Betonen Sie, dass Sie die Situation des Patienten verstehen und ihm schnell helfen werden.

---

kehr, obwohl jährlich weltweit nur 5–15 Todesfälle auf Kosten von Haien gehen, aber 1,2 Millionen Menschen bei Verkehrsunfällen sterben.

57 Patienten empfinden die Zeit, die Sie sitzend bei Ihnen verbringen als 1,8-mal länger, als wenn Sie bei Ihnen stehen (Geisler 1992).

Gespräch zwischen Herrn Dr. Behring (Arzt) und Herrn Trainer (Patient)	Anmerkungen
Ein Verband wird reichen. Sie sind kein großer Freund von Nadeln, oder? Ich hasse Nadeln. Immer schon. *Verstehe. So geht's übrigens vielen. Wann sind Sie zuletzt gegen Wundstarrkrampf geimpft worden?* Sie meinen Tetanus? *Ja.* In der Schule.	Zeigen Sie, dass Sie die Angst erkannt haben, indem Sie beispielsweise den Angstauslöser benennen. Vielen hilft bereits das Reden über ihre Angst. Betonen Sie, dass die Angst nichts Ungewöhnliches ist, für das sich der Patient schämen müsste. Stellen Sie die Angst vielmehr als etwas Alltägliches, Normales dar. Formulierungen wie „Sie brauchen wirklich keine Angst zu haben." sind nicht nur kontraproduktiv (siehe auch Kap. 1.1.4), sie sorgen zudem dafür, dass der Patient sich nicht verstanden fühlt.
Dann ist es wichtig, dass Sie sich jetzt impfen lassen. Sie meinen eine Spritze? Auf keinen Fall. *Verstehe. Schauen Sie sich bitte mal die Wunde an. Überall sind Asphaltsplitter und Schmutz. Wir wissen beide, was so alles am Straßenrand liegt. Wenn sie durch diese Wunde Wundstarrkrampf bekommen, wäre das für Sie lebensbedrohlich.* Oh Mann. *Ich weiß, dass das sehr unangenehm für Sie ist. Ich verspreche Ihnen, dass ich ganz vorsichtig bin.*	Nutzen Sie Furchtappelle nur, wenn Sie auf eine kurzfristige Wirkung zielen. Mittel- und langfristig führen sie bei den Betroffenen eher zum Herunterspielen des Risikos oder zum Widerstand (Renneberg 2006). Mit Verständnis, Mitgefühl und einer wohlwollenden Grundhaltung vermitteln Sie Ihren Patienten Sicherheit und Vertrauen.
Möchten Sie sich hinlegen oder sitzen bleiben? [Der Arzt gibt der Krankenschwester per Blickkontakt ein Zeichen.] Sitzen ist okay. [Die Schwester legt daraufhin eine Hand auf den Oberarm des Patienten.] *Lieber rechts oder lieber links?* Rechts, bitte. *Gut. Ich werde die Stelle mit einem Tupfer desinfizieren, dann gebe ich Ihnen den Impfstoff und mache dann ein kleines Pflaster drauf. Wenn Sie möchten, können Sie das schon nach 10 Minuten wieder abmachen. Anschließend reinigen wir die Wunde und die Schwester macht Ihnen einen Verband. Okay?* Ja.	Geben Sie ängstlichen Patienten möglichst häufig Auswahlmöglichkeiten und die Gelegenheit sich zu bewegen. Viele ängstliche Patienten empfinden körperliche Nähe und sanfte Berührungen als hilfreich. Verstellen Sie möglichst den Blick des Patienten, wenn Sie beispielsweise Spritzen aufziehen oder Instrumente vorbereiten. Verdecken Sie bereit gelegtes chirurgisches Besteck mit einem Tuch oder stellen Sie es außerhalb des Blickfeldes des Patienten. Beschreiben Sie die folgenden Schritte genau und fragen den Patienten auch bei kleineren Schritten immer wieder nach seinem Einverständnis.

Gespräch zwischen Herrn Dr. Behring (Arzt) und Herrn Trainer (Patient)	Anmerkungen
Für zuhause können Sie noch was gegen die Schmerzen mitnehmen, wenn Sie möchten. Es ist wichtig[58]*, dass Sie nächsten Montag zu Ihrem Hausarzt gehen, damit er sich die Wunde nochmal ansieht und Sie ggf. krankschreibt. Haben Sie einen Hausarzt?*	

Angstverstärkend sind:

- Räume ohne Fenster;
- unangenehme Gerüche;
- eine laute Umgebung, z. B. laute Stimmen, Signale der Monitore;
- ein hohes Maß an Technik;
- der Blick auf Nadeln und chirurgisches Besteck;
- das Erleben von Leid und Tod;
- mangelnde Kommunikation;
- das Gefühl alleine zu sein/soziale Distanz;
- eingeschränkte Bewegungsfreiheit (Richter 2007).

Angstreduzierend sind:

- Fenster mit dem Blick in die Natur;
- angenehme Gerüche;
- Musik, leise Stimmen;
- Erklärungen, Vorhersehbarkeit von Ereignissen;
- Interesse für die Belange des Patienten;
- Nähe, ggf. Körperkontakt;
- Möglichkeiten, Entscheidungen zu treffen und die Situation zu beeinflussen;
- die Möglichkeit, sich frei zu bewegen. (siehe auch [Schoppenhorst u. Kusserow 2014])

3.1.4 Der besonders ängstliche Patient – Zusammenfassung

- Stellen Sie sich und alle Mitarbeiter im Raum mit Namen und Funktion vor.
- Begegnen Sie dem Patienten verständnisvoll und wohlwollend.
- Sprechen Sie mit ruhiger, freundlicher Stimme.

---

[58] Vermeiden Sie: „Sie müssen ...", da dies viele Patienten zu spontanem Widerspruch und Gegenwehr herausfordert.

- Lassen Sie den Patienten möglichst nicht allein.
- Reduzieren Sie Wartezeiten auf ein Minimum.
- Bieten Sie dem Patienten an, sich hinzulegen. Lockern Sie beengende Kleidung.
- Argumentieren Sie nicht über die Inhalte der Angst. Angst lässt sich nicht intellektuell beherrschen.
- Kommentieren Sie die Angst nicht.
- Vermeiden Sie Phrasen wie zum Beispiel: Das wird schon wieder.
- Betonen Sie, dass sich alle um die Reduzierung der Schmerzen bemühen.
- Schaffen und betonen Sie die Wahlmöglichkeiten des Patienten.
- Geben Sie Patienten die Gelegenheit aktiv zu werden/sich zu bewegen.
- Sagen Sie, was Sie jeweils als nächstes tun wollen.
- Fragen Sie möglichst oft nach dem Einverständnis.
- Informieren Sie fortlaufend über diagnostische und therapeutische Schritte.
- Machen Sie keine übereilten Versprechen.
- Nutzen Sie freie Intervalle, um mit dem Patienten über Nichtmedizinisches zu plaudern.
- Informieren Sie über die nächsten Schritte und wie lange es im schlimmsten Fall dauern wird.
- Wenn Sie den Patienten an eine andere Station/Mitarbeiter übergeben, wünschen Sie ihm alles Gute.

Bei Panikattacken

- Bitten Sie panische Patienten, ruhig zu atmen und
- sich auf die Atmung zu konzentrieren und dabei in den Bauch zu atmen. Meist hilft es, wenn sie sich eine Hand auf den Bauch legen, um so ihren Atemrhythmus besser zu spüren.
- Vielen hilft es, dabei die Augen zu schließen.
- Bitten Sie panische Patienten, sich eine Minute darauf zu konzentrieren, was sie riechen, dann eine Minute, was sie hören, anschließend was sie fühlen.
- Berühren Sie panische Patienten, wenn sie es zulassen: Sie können beispielsweise eine Hand mit Ihren Händen umschließen oder eine Hand auf den Unterarm legen.
- Wenn die Angstattacke nachlässt, bieten Sie an, über die Eindrücke und Gefühle zu sprechen. Zeigen Sie, dass Sie das Gesagte verstanden und Verständnis für die Sorgen und Ängste haben. Kommentieren Sie Ungereimtes nicht. Richten Sie Ihre Fragen eher auf Lücken in der Schilderung.

3.2 Der besonders anspruchsvolle Patient

3.2.1 Lernziele

Sie lernen Strategien, um professionell mit unangemessenen Ansprüchen von Patienten und Angehörigen umzugehen.

3.2.2 Die Situation

Die Ansprüche von Patienten und Angehörigen sind im Laufe der Jahre gestiegen und werden in Zukunft sicherlich weiter steigen. Die Luxusleistungen von gestern sind die Standardleistungen von heute. Zusätzlich führt der Wettbewerb der Krankenhäuser zu ständig steigenden Angeboten, die wiederum bald als Standardleistungen gelten werden. Doch unabhängig von den vielfältigen Serviceangeboten, es wird wohl immer wieder Patienten oder Angehörige geben, deren Wünsche und Ansprüche weder die einzelnen Mitarbeiter, noch die Station oder das Krankenhaus erfüllen können.

3.2.3 Fallbeispiel

Thea Ter spricht bei der täglichen Visite den Stationsarzt an. „Hören Sie mal, Doktor. Diese kleinen Zimmer hier sind eigentlich eine Zumutung. Als ich gestern Besuch bekommen habe, wussten wir überhaupt nicht, wohin mit den ganzen Mänteln und Jacken. Als ich die Schwester gebeten habe, meinen Gästen Kaffee zu bringen, meinte sie, der Kaffee auf der Station sei nur für die Patienten. Mein Bruder ist dann in das Krankenhauscafé gegangen, da gab es nur drei Sorten Kuchen – und nicht einmal Schwarzwälder Kirsch. Wie stehe ich denn jetzt vor meiner Familie da?"

3.2.4 Die Situation des Arztes

Dr. Griesinger ist einigermaßen überrascht. Die Zimmergröße und -ausstattung entspricht dem üblichen Standard im Haus. Die Zimmer sind gerade frisch renoviert und er findet, sie sehen wirklich schick und wohnlich aus. Das mit dem Kaffee sorgt schon hin und wieder für Diskussionen, doch die Anordnung der Geschäftsführung dazu ist eindeutig. Nicht genug Kuchenauswahl? Hat er Medizin studiert, um jetzt über Zimmer und Kuchen zu diskutieren?

Dr. Griesinger sieht sich als Ansprechpartner für medizinische Belange, für Servicethemen ist er nicht zuständig. Doch vielleicht ist die Beschwerde ja ein Symptom für die innere Situation der Patientin. Das gilt es herauszubekommen. Oder hat die Patientin einfach nur unerfüllbare Ansprüche? Auch dann gilt es, die Arzt-Patienten-Beziehung tragfähig zu gestalten.

Gespräch zwischen Herrn Dr. Griesinger (Arzt) und Frau Ter (Patientin)	Anmerkungen
[...] da gab es nur drei Sorten Kuchen – und nicht einmal Schwarzwälder Kirsch. Wie stehe ich denn jetzt vor meiner Familie da? [Dr. Griesinger schaut Frau Ter etwas zerknirscht an.] *Oh je, das tut mir ja wirklich leid, dass Sie sich gestern mit Ihrem Besuch nicht wohlgefühlt haben.*	Ihre erste Reaktion auf Beschwerden sollte empathisch und mitfühlend sein. Wenn Sie zeigen, dass Sie das Gefühl des Beschwerdeführers verstanden haben, wird der Beschwerdeführer sich nicht widerholen wollen. So deeskalieren Sie die Situation schon im ersten Schritt.
Ja, das war mir sehr peinlich. *Das verstehe ich. Gästen will man ja auch was bieten. Haben Ihre Gäste denn irgendetwas gesagt?* Nein. Die sagten alle, dass sei absolut in Ordnung. Sie sagten auch, ich solle mich doch darüber nicht so aufregen. Aber ich bin halt gerne eine gute Gastgeberin.	Welches Bedürfnis steht hinter der Beschwerde? In diesem Fall möchte die Patientin beispielsweise eine gute Gastgeberin sein. Bevor Sie in irgendeiner Weise reagieren, sollten Sie versuchen, möglichst viel über die genannte Situation zu erfahren. Ggf. hilft das den Betroffenen bereits schon, die Situation neu zu bewerten.
Fühlen Sie sich denn sonst hier gut betreut, medizinisch? Ja, sonst ist alles prima. Die Schwestern sind sehr nett und der Chef ist gestern ja extra noch mal zu uns gekommen. Dafür will ich mich auch noch mal bedanken.	Überprüfen Sie, ob die Beschwerde in Wirklichkeit ein Ausdruck für ein anderes Problem ist.[59] Hier geht es wohl tatsächlich um Servicestandards.

---

59 Mit folgender Frage lassen sich echte Einwände schnell von Vorwänden unterscheiden: „Wenn sich *„dieser Punkt"* erledigen würde, wäre dann *„alles in Ordnung"*? Beispiel: *„Da habe ich keine Zeit für."* Ihre Frage könnte dazu lauten: *„Würden Sie es machen, wenn Sie Zeit hätten?"* Eine Antwort wie: *„Nein, es wäre mir zu umständlich."* würde offen legen, dass ‚keine Zeit' ein Vorwand ist. Die Antwort *„Ja, dann ginge es."* würde hingegen zeigen, dass die fehlende Zeit das echte Problem ist.

Gespräch zwischen Herrn Dr. Griesinger (Arzt) und Frau Ter (Patientin)	Anmerkungen
Da bin ich ja froh. Was die Zimmergröße angeht: Ich weiß, dass auf dieser Station die Einzelzimmer alle die gleiche Größe haben. Ich kann mich aber gerne erkundigen, ob es irgendwo im Haus ein größeres Einzelzimmer gibt. Soll ich das machen? Nein, lassen Sie mal. Ich möchte hier schon in der Nähe des Chefarztes liegen.	Bekennen Sie sich offen zu den Grenzen Ihres Einflusses.[60] In dem Beispiel weiß Dr. Griesinger tatsächlich nicht, ob es im Haus größere Zimmer gibt. Beteiligen Sie Beschwerdeführer, wo immer es möglich ist, an Entscheidungen. Oft geht es bei Beschwerden im Krankenhaus unterschwellig um das Gefühl, die eigene Situation nicht beeinflussen zu können. Zeigen Sie daher möglichst oft und offen, welche Gestaltungsspielräume die Beschwerdeführer haben, auch dort, wo es offensichtlich scheint.[61]
In Ordnung. Zum Kaffee und zum Kuchen. Ich befürchte, da können wir so schnell nichts dran ändern. Zum Kaffee gibt es eine eindeutige Anordnung der Geschäftsführung, und das Café wird von einem externen Anbieter betrieben. Da können wir lediglich Vorschläge machen. Wir haben auf der Station allerdings einen Fragebogen für solche Rückmeldungen. Möchten Sie dort Ihre Verbesserungsvorschläge notieren?	Diskutieren Sie mit Patienten keine von Ihnen unbeeinflussbaren Fakten oder Entscheidungen. Erklären Sie sie – möglichst nur einmal – doch rechtfertigen Sie sie nicht.[62] Auch mit Feedbackbögen können Sie Beschwerdeführern ggf. das Gefühl geben, doch wirksam zu werden. Beschwichtigend können auch „Umdeutungen" sein. Hier bezeichnet Dr. Griesinger die Beschwerde als einen „Verbesserungsvorschlag".[63] Damit nimmt er ihr die Schärfe und weist gleichzeitig auf ihre positive Seite

---

60 Sagen Sie beispielsweise offen, in welchen Grenzen Sie Entscheidungen treffen können und wer möglicherweise anders entscheiden könnte. *„Ich kann Ihnen leider kein Einzelzimmer anbieten. Aber vielleicht kann ... da was machen."* So vermeiden Sie einen Ansehensverlust, wenn ein Vorgesetzter Ihre Entscheidungen später außer Kraft setzt.

61 Wenn Sie beispielsweise fragen: *„Möchten Sie darüber mit den Chefarzt sprechen?"* oder *„Möchten Sie denn trotzdem bleiben, auch wenn wir Ihnen heute kein Einzelzimmer bieten können?"* betonen Sie die Entscheidungsmöglichkeit des Beschwerdeführers, was beruhigend und deeskalierend wirkt.

62 Jede Form von Argumentation bedeutet, dass die Situation veränderbar ist, weil sie unterstellt, dass sich das bessere Argument durchsetzt.

63 Ein Patient der sich schriftlich beschwert, erhält beispielsweise ein Antwortschreiben, das mit: *„Danke für den Hinweis ..."* beginnt.

Zum professionellen Umgang mit unangemessenen Ansprüchen von Patienten und Angehörigen gehören:
- Bleiben Sie beim Umgang mit anspruchsvollen Patienten betont höflich. Sprechen Sie sie häufig mit Namen an, nehmen Sie sich Zeit für das Gespräch.
- Empathisches Feedback: Zeigen Sie, dass Sie das Gefühl des Patienten verstanden (im Sinn von erkannt) haben.
- Nehmen Sie die Kritik ernst. Bagatellisieren oder diskutieren Sie sie nicht, so banal sie Ihnen auch scheint.
- Versuchen Sie viel über die Situation zu erfahren.
- Welches Bedürfnis steckt hinter der Kritik? Bedürfnisse lassen sich oftmals leichter akzeptieren, als Ansprüche.
- Ist die Kritik ein Symptom, z. B. für Angst? (Fragen Sie z. B. „Fühlen Sie sich denn sonst gut versorgt?")
- Zeigen Sie offen Grenzen Ihrer Möglichkeiten auf. Hat jemand mehr Möglichkeiten als Sie?
- Benennen Sie alle Möglichkeiten des Patienten.
- Wie auch immer der Patient sich letztendlich entscheidet: Bleiben Sie freundlich und verständnisvoll.

3.3 Der nicht-compliante Patient

3.3.1 Lernziele

Sie lernen
- häufige Gründe für mangelnde Therapietreue kennen.
- Methoden, die Therapietreue Ihrer Patienten zu verbessern.

3.3.2 Die Situation

Nur etwa 30 % aller Patienten nehmen ihre Medikamente korrekt ein (Fischer 1998) und 20–30 % aller Patienten brechen ihre Therapie frühzeitig ab (Schweickhardt 2009).

Alleine durch die nicht ordnungsgemäße Einnahme der Medikamente ergeben sich in Deutschland jährlich vermeidbare Kosten von 13 Milliarden Euro (Laschet 2013), etwa 6,7 % der deutschen Gesundheitsausgaben.

Die Hauptursachen für mangelnde Therapietreue sind:
- Die ärztlichen Empfehlungen passen nicht zu der Lebenssituation des Patienten.
- Mangelhafte Informationen führen zu Missverständnissen.

- Der Therapieerfolg ist erst langfristig spürbar.
- Die in der Packungsbeilage beschriebenen Nebenwirkungen wirken abschreckend.
- Medikamente werden vergessen oder sind nicht griffbereit.
- Eine unübersichtliche Polymedikation verwirrt oder ist widersprüchlich.

3.3.3 Die Situation des Patienten

Viele Patienten konsultieren den Arzt mit der Vorstellung, dass er sie heilen wird. Ihre eigene Verantwortung haben sie dabei oft nicht oder kaum im Blick. Nur selten sind sie bereit, Ihren Lebensstil oder ihre Gewohnheiten dauerhaft zu verändern.

Das gesellschaftliche Ansehen einer Erkrankung hat für die Therapietreue einen wichtigen Einfluss. „Sozial anerkannte" Erkrankungen wie Herzinfarkt („Er hat sich zu sehr beruflich engagiert.") führen eher zu einer hohen Therapietreue. Sozial stigmatisierte Erkrankungen[64] beeinflussen die Therapietreue ebenso negativ wie ungünstige Zeiten, zu denen die Medikamente einzunehmen sind.

Die Einschränkung durch die Erkrankung beeinflusst die Therapietreue ebenso wie die Überzeugung des Patienten, dass es ihm gelingen wird, die Therapie umzusetzen.

3.3.4 Die Situation des Arztes

Ärzte haben vor allem das Gesundheitsverhalten ihrer Patienten im Blick und versuchen es daher möglichst günstig zu beeinflussen. Dabei berücksichtigen sie jedoch selten die Werte, Befürchtungen und Überzeugungen, die ihre Patienten zu anderen Entscheidungen bewegen könnten.[65]

3.3.5 Das Verhältnis zwischen Arzt und Patient

Dass die Mitarbeit des Patienten im Behandlungsprozess die klinischen Outcome-Parameter verbessert, liegt auf der Hand. Je aktiver Patienten am Behandlungspro-

---

64 Beispiele sind psychische Erkrankungen, Epilepsie, Adipositas oder AIDS.

65 Der Patient, der gerade im Krankenhaus angekommen, bereits nach dem voraussichtlichen Entlassungstermin fragt, empfindet möglicherweise die Verpflichtung, seine Familie zu unterstützen (Wert: Verantwortung). Ein Patient, der den Betablocker absetzt, befürchtet vielleicht, dass Impotenz seine Beziehung gefährdet (Befürchtung: Beziehungsverlust). Und weil ihre Angehörige nach der Einnahme dieses Medikamentes schwer gestürzt ist, nimmt die Patientin das Medikament nicht, da sie überzeugt ist, dass es sie gefährdet.

zess teilnehmen, desto besser sind die Behandlungsergebnisse.[66] Doch zu einer eigenen Beteiligung sind viele Patienten, zumindest dauerhaft, nicht bereit.

Wenn Ärzte beklagen, dass Patienten zu selten ihren Rat befolgen (sich wenig compliant zeigen), von Therapieversagern sprechen oder eine „psychische Überlagerung" feststellen, beschreiben sie lediglich, dass beide Seiten von unterschiedlichen Prioritäten oder Krankheitskonzepten ausgehen.

Der Vorstellung, dass Patienten dem Rat Ihres Arztes folgen, sich compliant verhalten, liegt ein paternalistisches Verständnis der Arzt-Patienten-Beziehung zugrunde. Compliance geht von Grundannahmen aus, die oftmals nicht (mehr) zutreffen:

- Für diese Krankheit gibt es nur die eine Behandlungsmöglichkeit.
- Der Arzt kennt diese Möglichkeit.
- Bei verschiedenen Möglichkeiten kennt der Arzt die für den Patienten Beste.
- Der Arzt ist besser informiert als der Patient.[67]

Heute empfinden es viele zeitgemäßer, wenn Patienten sich an der Entscheidungsfindung beteiligen. Vor allem jüngere Patienten sehen sich nicht mehr als passive Empfänger oder willige Befolger ärztlicher Ratschläge. Vielmehr verstehen sie sich bei der Entscheidung als autonome Partner[68] (Klemperer 2003).

Erst wenn Ärzte sich auf dieses Verhältnis einlassen und ihre Patienten als Experten ihres Krank-Seins und als aktive und eigenverantwortliche Partner bei der Entscheidungsfindung akzeptieren, kommt es zu Vereinbarungen auf Augenhöhe.[69] Inwieweit die zwischen den beiden getroffene Therapieentscheidung eingehalten wird, beschreibt der Begriff Adhärenz.

---

66 Die besseren Behandlungsergebnisse sind auf eine gute Zusammenarbeit zurückzuführen, die durch eine vertrauensvolle Beziehung zwischen Arzt und Patient entstanden ist (Roter 1977, Steward 1995, Greenfield 1988).

67 Chronisch kranke Patienten sind oftmals besser informiert als ihr Arzt, dem diese Erkrankung eher selten begegnet. Circa 50 % der im Internet recherchierten zutreffenden Informationen waren den befragten Ärzten unbekannt. Sie wurden von den Patienten allerdings häufig falsch interpretiert (Klemperer 2003).

68 Patienten mit körperlichen Symptomen bevorzugen ebenso wie ältere Patienten und Patienten der unteren Schicht eher einen direktiven Stil (Klemperer 2003).

69 Viele Untersuchungen haben gezeigt, dass Patienten, die aktiver am Behandlungsprozess teilnehmen, bessere Behandlungsergebnisse erzielen (Broda 2005).

Adhärenz wird primär von zwei Faktoren bestimmt. Vom Eindruck der fachlichen Kompetenz des Arztes und von der emotionalen Bindung zu ihm.[70,71,72]

Wo Therapietreue einen großen Einfluss auf den Heilungsprozess hat, ist es somit besonders wichtig, dass Ärzte ein eher gleichberechtigtes, wertschätzendes Verhältnis zum Patienten aufbauen. Ein Verhältnis, in dem Patienten Experten ihrer Erkrankung und Lebensumstände sind und der Arzt der medizinische Fachmann ist.

3.3.6 Und so geht's

Gespräch zwischen Herrn Dr. Müller (Arzt) und Frau Fall (Patientin)	Anmerkungen
Guten Morgen Frau Fall, ich hatte ja bereits angekündigt, dass ich heute mit Ihnen die Ergebnisse der Untersuchungen und die Behandlungsmöglichkeiten besprechen möchte. Ich schätze, wir brauchen etwa eine viertel Stunde. Passt es Ihnen jetzt? Ja, ich habe mir extra Zeit genommen.	Eine klare Gesprächsstruktur ist für Patienten ein starker Indikator für ärztliche Kompetenz. Patienten sind auf solche Ersatzindikatoren angewiesen, da sie die echte Kompetenz eines Arztes nicht beurteilen können (s. auch Kapitel 2.1).
Leider hat sich unser Anfangsverdacht der Diabetes bestätigt. Oh nein, Zucker? *Doch, leider. Da sind wir uns absolut sicher. Wissen Sie, was der sogenannte „Zucker" bedeutet? Es klingt ja so, als ob Sie da schon gewisse Vorstellungen haben.* Ich weiß nur, dass ich jetzt für den Rest meines Lebens spritzen muss, oder? Ich hasse Spritzen. *Das kann ich gut verstehen. Das geht übrigens ganz vielen so. Frau Fall, wissen Sie, was Diabetes ausmacht?* Nein.	Betonen Sie bei schlechten Diagnosen immer Ihre Anteilnahme. Dadurch stärken Sie die emotionale Beziehung und fördern damit die Therapietreue des Patienten. Fragen Sie nach dem Krankheitsverständnis Ihrer Patienten, nach ihren Sorgen und Ängsten. Nehmen Sie Widerstand gelassen an. Hier ist nicht der Zeitpunkt zu argumentieren. Zeigen Sie für die Perspektive Ihrer Patientin Verständnis und erhöhen Sie damit zusätzlich die emotionale Verbundenheit. Mit leicht verständlichen Erklärungen verbessern Sie die Therapietreue und den Eindruck Ihrer ärztlichen Kompetenz.

---

70 Self-determination-Theorie (Markland 2005).

71 Das Gesprächsverhalten des Arztes hat einen signifikanten Einfluss auf eine Reihe klinischer Ergebnisse und korreliert zum Beispiel mit Veränderungen des Blutzuckerspiegels, des Blutdrucks und Veränderung bei Magengeschwür-Symptomen, als Folge unterschiedlicher Gesprächs- und Frageinterventionen (Kaplan 1989).

72 Je mehr der Patient von der Kompetenz des Arztes überzeugt ist, desto höher ist seine Motivation und umso besser ist in der Regel der Therapieverlauf (Deci 2002).

Gespräch zwischen Herrn Dr. Müller (Arzt) und Frau Fall (Patientin)	Anmerkungen
Stellen Sie sich bitte eine Waage vor. Wenn Sie auf die eine Seite vier Stückchen Zucker legen, bringt Ihr Körper die andere Seite automatisch mit einem Stoff namens Insulin ins Gleichgewicht. Wenn Sie dann mehr Zucker dazulegen, erzeugt der Körper wiederum mehr Insulin – übrigens in der Bauchspeicheldrüse. Habe ich verstanden. *Gut. Ihre Bauchspeicheldrüse erzeugt leider nicht genügend Insulin. Dadurch kommt Ihre Waage ins Ungleichgewicht.* Also habe ich eigentlich nicht Zucker sondern Insulinmangel? *Ja, das beschreiben Sie genau richtig.*	
Frau Fall, bei Ihnen bieten sich nun mehrere Möglichkeiten an. Sie stellen Ihre Ernährung um, am besten in Kombination mit mehr Bewegung. Wie das aussehen könnte, werden wir gleich besprechen. Falls das aus irgendeinem Grund nicht funktioniert oder nicht ausreicht, gibt es noch andere Möglichkeiten. Welche sind das denn? *Sie könnten Medikamente nehmen.* Gibt es auch Tabletten? Ich hasse Spritzen. *Es gibt zwar auch Tabletten, aber leider wirken die in Ihrem Fall nicht gut. Wenn Sie immer zu den gleichen Zeiten essen, dann können Sie das Insulin beispielsweise vor dem Frühstück und vor dem Abendessen spritzen. Ansonsten schätzen Sie zu jedem Essen die Menge an Kohlehydraten, die Sie essen möchten. Dazu spritzen Sie sich die passende Menge Insulin.*	Vermeiden Sie jeden Eindruck von Druck und Zwang. Stärken Sie stattdessen, wo immer möglich, die Autonomie Ihrer Patienten. Vermitteln Sie wichtige Informationen schrittweise. So reduzieren Sie die Komplexität und verbessern das Verständnis (s. auch Kapitel 1.2.1).
Am liebsten würde ich natürlich gar keine Medikamente nehmen. *Frau Fall, dass verstehe ich natürlich gut. Viele unserer Patienten, die zuerst über die Diagnose erschrocken waren und dann ihren Lebensstil umgestellt haben, erzählen anschließend, dass sie durch die Veränderungen ihr Leben deutlich verbessert haben. Sie erzählen, dass sie viel*	Lassen Sie Ihre Patienten die für sie beste Entscheidung selbst treffen. Regen Sie Ihre Patienten an, Pläne zu machen und lassen Sie sich die Pläne anschließend schildern. Sichern Sie Vereinbarungen mit verbindlichen Terminen.

Gespräch zwischen Herrn Dr. Müller (Arzt) und Frau Fall (Patientin)	Anmerkungen
aktiver leben, mehr unternehmen, sportlicher geworden sind und vor allem: Sie ernähren sich bewusster. Sie essen gesünder, und viele haben Spaß am frischen Kochen gefunden. So wie Sie das schildern, bekomme ich richtig Lust die Sache anzupacken. Ich habe mal gehört, es gibt auch Kochkurse für Diabetiker. *Ja, die gibt es natürlich. Haben Sie Interesse an einem solchen Kochkurs?* Ja, sicher.	Das Selbstvertrauen Ihrer Patienten, eine Situation aus eigener Kraft lösen zu können (Selbstwirksamkeit) ist die wichtigste Kraft bei der Umsetzung von Gesundheitsmaßnahmen (Renneberg).[73] Zeigen Sie Ihren Patienten daher, welche vergleichbaren Situationen sie bereits gemeistert haben. Überprüfen Sie anschließend gemeinsam, ob es Hindernisse gibt, die dem Ziel Ihrer Patienten noch im Weg stehen. Mit einer offensichtlichen Dokumentation machen Sie die Vereinbarung noch verbindlicher.
Ja, hier im Haus findet einmal die Woche ein Kochkurs statt. Wir bieten auch zusätzliche Beratungen für Diabetiker an. Möchten Sie dort teilnehmen? Dann können Sie sich gleich anmelden. Schreiben Sie einfach „Klara Fall" in die Liste, die vor dem Eingang der Cafeteria ausliegt. Ja, in Ordnung. *Prima. Ich finde toll, dass Sie gleich Nägel mit Köpfen machen. Habe ich das richtig verstanden, dass Sie früher geraucht haben?* Ja, das ist aber schon fünf Jahre her. *Also, wenn Sie geschafft haben mit dem Rauchen aufzuhören, dann bekommen Sie Ihren Diabetes auch in den Griff. Da bin ich sicher. Was glauben Sie heute, könnte Sie jetzt noch an Ihren Plänen hindern?* Hindern? Ich weiß nicht. Mir fällt jetzt nichts ein. Es stimmt schon, wenn ich mir mal was vornehme, dann setze ich das auch um. *Prima. Dann notiere ich jetzt, was wir besprochen haben und dann vereinbaren wir einen Termin für die Folgeuntersuchungen.* Sie nehmen es aber genau, Herr Doktor. Finde ich aber gut.	

---

73 Der von Rauchern am häufigsten genannte Grund nicht mit dem Rauchen aufzuhören, ist die Angst vor dem Scheitern. „Ich habe schon mal aufgehört – und nach einem Jahr wieder angefangen." (Junge 1999).

Die Hauptursachen für mangelnde Therapietreue sind:
- Die ärztlichen Empfehlungen passen nicht zu der Lebenssituation des Patienten.
- Mangelhafte Informationen führen zu Missverständnissen.
- Der Therapieerfolg ist erst langfristig spürbar.
- Die in der Packungsbeilage beschriebenen Nebenwirkungen wirken abschreckend.
- Medikamente werden vergessen oder sind nicht griffbereit.
- Eine unübersichtliche Polymedikation verwirrt oder ist widersprüchlich.

Verbessern Sie die Therapietreue Ihrer Patienten, indem Sie

Kompetenz zeigen – durch klare Strukturen	Bindung betonen – durch Anteilnahme	Selbstbestimmung fördern – durch Patientenautonomie
- klarer Gesprächsaufbau - leicht verständliche Sprache - neutrale Informationen bieten - helfen, klare und erreichbare Ziele zu formulieren - positives Feedback geben - Selbstwirksamkeit zeigen und unterstützen	- Empathie ausdrücken - Sorgen und Ängste erkunden - Verständnis für die Sicht des Patienten äußern - nicht werten, verurteilen, Schuld zuweisen	- Widerstand gelassen annehmen - Druck und Zwang vermeiden - Optionen selber erkunden und entdecken lassen - zur Verbalisierung von Veränderungen ermutigen - den Patienten Entscheidungen treffen lassen

3.4 Die schlechte Prognose

3.4.1 Lernziele

Sie lernen,
- wie Sie sich auf das Überbringen einer schlechten Nachricht vorbereiten.
- was Sie bei der Aufklärung über schlechte Nachrichten beachten sollten.

3.4.2 Fallbeispiel

Der englische Patient und Schauspieler László Almásy, 57 Jahre, kam vor einigen Tagen mit Oberbauchschmerzen ins Krankenhaus. In den letzten Wochen hat Herr Almásy circa 7 Kilo abgenommen.

Die Diagnostik bestätigt den Verdacht, den der Viszeralchirurg nach der ersten Untersuchung bereits äußerte: Ein fortgeschrittenes Pankreaskarzinom, welches bereits in die Leber und die Lunge metastasiert und nur noch palliativ behandelbar ist.

Herr Almásy ist ein ausgesprochen fröhlicher und optimistischer Patient, den die Mitarbeiter auf der Station sofort in ihr Herz geschlossen haben.

Bei der Visite fragt er: „Hey Doc, kann ich nun bald nach Hause, oder sollen wir mir schon einmal einen Gottesdienst bestellen?".

Dr. Daniel Schwabe ist mulmig zu Mute. Er mag den Patienten und möchte ihn am liebsten schonen. Er ist sich nicht sicher, wie weit die fröhliche Haltung auch ein Schutzwall ist – und wie der Patient auf eine infauste Prognose reagieren wird. Dennoch, die Aufklärung steht an.

3.4.3 Und so geht's

Gespräch zwischen Herrn Dr. Schwabe (Arzt) und Herrn Almásy (Patient)	Anmerkungen
Herr Almásy, ich würde gerne heute Nachmittag mit Ihnen über Ihre Situation sprechen. Es kann sein, dass einige Schwierigkeiten absehbar sind. Wir sollten uns für das Gespräch etwas Zeit nehmen. Vielleicht möchten Sie ja auch Ihre Frau dazu bitten.	Mit Hinweise auf „Schwierigkeiten" und dem Vorschlag die Ehefrau dazu zu bitten, bereiten Sie Ihre Patienten auf das schwierige Gespräch vor. Es ist wichtig, das Sie das Gespräch noch am gleichen Tag führen, um Ihre Patienten mit der unklaren Situation nicht zu lange alleine zu lassen. Wenn Sie eine telefonische Nachricht hinterlassen, die beunruhigend wirken könnte, stellen Sie sicher, dass der Rückruf von einem informierten Arzt angenommen werden kann. Immer wieder sagen Patienten und Angehörige, dass sie nach einem alarmierend klingenden Anruf niemanden erreichen konnten.

[Dr. Schwabe sammelt sich noch einige Minuten vor dem Aufklärungsgespräch im Arztzimmer und macht sich noch einmal mit den Befunden vertraut.

Für das nun folgende Gespräch führt er sich noch einmal seine vier Ziele vor Augen:

1. herauszufinden, welche Vorinformationen der Patient bereits hat,
2. den Patienten in einer leicht verständlichen Form aufklären,
3. den Patienten psychosozial unterstützen,
4. zusammen mit ihm eine Strategie oder einen Behandlungsplan für die Zukunft zu entwerfen.

Herr Almásy und ein Begleiter klopfen pünktlich zum Termin an die Tür des Arztzimmers. Da es dort oft lebhaft zugeht und immer wieder das Telefon klingelt, schlägt Dr. Schwabe vor, sich in die kleine Sitzgruppe am Ende des Flurs zu setzen, wo sie ungestört sind. Sein Telefon gibt Dr. Schwabe für diese Zeit der Kollegin.]

Gespräch zwischen Herrn Dr. Schwabe (Arzt) und Herrn Almásy (Patient)	Anmerkungen
[Am Tisch angekommen, setzt sich Dr. Schwabe über Eck zu dem Patienten.]	Schon mit der Sitzanordnung können Sie signalisieren, dass Sie unterstützend „an der Seite Ihres Patienten stehen". Mit einer eher parallelen Sitzhaltung können Sie zudem mit Ihrem Patienten immer wieder in eine gemeinsame Richtung schauen. Eine Geste, die besonders bei schwierigen Gesprächen, eine starke Symbolkraft hat.
Ich sehe, Sie haben jemanden mitgebracht. Ja, das ist Marcel. Ein guter Freund von mir. Ich bin mir nicht sicher, ob ich bei diesem Gespräch meine Frau dabei haben möchte. *Ja, das ist natürlich in Ordnung.*	Indem Sie Ihre Beobachtungen einfach nur beschreiben, können Sie – ohne eine möglicherweise bedrängende Frage zu stellen – z. B. erfahren, wer da noch an dem Gespräch teilnimmt.
Wie geht es Ihnen denn momentan? Wie es mir geht? Beschissen. Bauchschmerzen, keine Verdauung, übel ist mir.	
Haben Sie bereits eine Vermutung, was Sie haben könnten? Wenn es nur eine Kleinigkeit wäre, dann säßen wir doch wohl nicht hier – oder? Immer mehr Untersuchungen. Es wird schon was Ernstes sein, nicht wahr?	Viele Patienten ahnen die schlechte Nachricht bereits. Daher können Sie durchaus nach der Vermutung fragen. Oftmals wird es im Folgenden dann „nur" noch darum gehen, die Befürchtungen zu bestätigen.
Leider ja. Ich habe eine schlechte Nachricht für Sie. Wir haben ja Gewebeproben genommen, weil wir Auffälligkeiten in Ihrem Blut festgestellt und Schatten auf den Aufnahmen hatten. Ich sage es offen: Sie sind sehr krank. Ich muss Ihnen mitteilen, dass Sie ein Pankreaskopfkarzinom haben, das schon in die Lunge und Leber metastasiert ist. [Herr Almásy schüttelt den Kopf.] Und was heißt das auf Deutsch für mich? *Sie haben einen bösartigen Tumor in der Bauchspeicheldrüse. Leider hat er auch schon Ableger in der Lunge und der Leber gebildet. Diese Erkrankung können wir leider nicht mehr heilen.* [Der Patient schaut seinen Begleiter an und blickt dann ernst und lange zu Boden.] [Dr. Schwabe wartet, bis ihn der Patient wieder ansieht.]	Zeigen Sie Ihr Mitgefühl und Bedauern, z. B. durch das Wort „leider". Knüpfen Sie an die Antwort Ihrer Patienten an und nehmen Sie sie als Ausgangspunkt für die schlechten Nachrichten. Dr. Schwabe passiert hier etwas, das beim Überbringen schlechter Nachrichten häufig zu beobachten ist: Er verschanzt sich unbewusst hinter medizinischen Fachbegriffen (Müller 2004). In diesem Stadium sind kurze, einfache Sätze wichtig. Vermeiden Sie medizinische Fachbegriffe ebenso wie unklare Formulierungen, welche eine unbegründete Hoffnung geben könnten. Bieten Sie Ihren Patienten in solchen Situationen Blickkontakt an. So signalisieren Sie, dass Sie sich der Situation stellen werden. Viele Ärzte neigen dazu, den Patienten mit Informationen

Gespräch zwischen Herrn Dr. Schwabe (Arzt) und Herrn Almásy (Patient)	Anmerkungen
Möchten Sie Näheres wissen?[74] [Herr Almásy schaut aus dem Fenster und überlegt.] Zu der Krankheit? Nein. Sagen Sie mir nur, wie es weitergeht und was man machen kann.	zu überhäufen, um die unangenehme Pause zu überbrücken. Doch genau die benötigt der Patient, um die Diagnose zu verarbeiten (Armstrong 2012). Halten Sie unangenehme Pausen aus und lassen Sie Zeit den ersten Schock zu verarbeiten.
Das ist natürlich in Ordnung. Wenn Sie in Zukunft doch noch mehr über die Erkrankung wissen möchten, sagen Sie einfach Bescheid.	Wenn Ihr Patient zu diesem Zeitpunkt keine detaillierte Aufklärung wünscht, sollten Sie gleich über die Therapie sprechen. Bieten Sie aber weitere Gespräche zu einem späteren Zeitpunkt an.
Herr Almásy, Ihre Krankheit ist in einem Stadium, in dem wir Sie leider nicht mehr heilen können. Keine Chance? *Auf Heilung? Leider nein.*	Die entscheidenden Kernaussagen sollten Sie ein bis zwei Mal wiederholen (Schildmann 2009). Hier ist Ihre klare Aussage gefragt: Vage Formulierungen wären nur Strohhalme, an die Patienten sich klammern.
[Der Patient weint, steht auf und tritt gegen die Heizung.]	Geben Sie Raum für Trauer und Wut.
[Nachdem er sich etwas beruhigt hat, dreht der Patient sich um und fragt.] Wie lange noch? *Das kann Ihnen leider niemand genau sagen. Doch die Erfahrung zeigt, dass bei 90 % der Patienten die Lebenserwartung in diesem Stadium zwischen drei und neun Monaten liegt. Doch noch einmal: Für den Einzelfall können wir keine Voraussagen treffen. Wir können Sie leider nicht heilen, doch ich kann Ihnen versichern, dass wir immer für Sie da sind und alles unternehmen werden, dass die Situation für Sie so erträglich wie möglich sein wird.* Drei bis neun Monate? [Dr. Schwabe nickt.] *Das sind die Erfahrungen, die wir heute haben.*	Sicherlich ist die Frage nach der Lebenserwartung die hier am häufigsten gestellte Frage. Ob und inwieweit Ärzte darauf eingehen, ist unterschiedlich. In diesem Fall versucht Dr. Schwabe sie, so gut es geht, zu beantworten. Bedenken Sie: Manche Patienten möchten noch unbedingt etwas sehen, andere suchen die Gelegenheit sich zu versöhnen oder wollen alles Schriftliche bereits vorbereiten, um ihre Familie zu entlasten.

---

74 In ihrem Buch verweisen der Medizinethiker Jan Schildmann und die Onkologin Dr. Eva Schildmann auf mehrere Studien, die zeigen, dass die meisten Patienten auch über lebensbedrohliche und schwerwiegende Krankheiten umfassend aufgeklärt werden wollen (Schildmann 2009). Dennoch gehört es auch zur Vermittlung schlechter Nachrichten, zu erfahren, was und wie viel der Patient wirklich wissen will. Lehnt ein Patient eine Aufklärung ab, so ist das natürlich zu respektieren. Es ist in diesen Fällen jedoch wichtig, dass Sie die Ablehnung der Aufklärung dokumentieren.

Gespräch zwischen Herrn Dr. Schwabe (Arzt) und Herrn Almásy (Patient)	Anmerkungen
Herr Almásy, was möchten Sie heute noch wissen oder besprechen? Kein Wort zu meiner Frau. *Sie möchten, dass wir Ihrer Frau nichts über Ihre Erkrankung sagen? In Ordnung, ich werde es notieren und auch den Kollegen ausrichten. Wenn Sie in Zukunft anderer Meinung sein sollten, sagen Sie uns einfach Bescheid. Ich bin heute noch bis 17 Uhr hier, falls Sie heute noch was besprechen möchten. Morgen sehen wir uns zur Visite. Wenn Sie möchten können wir uns im Anschluss noch einmal zusammen setzen, ja?* In Ordnung.	Gerade am Anfang ist es wichtig, dass Sie bei Fragen zur Verfügung stehen und Patienten und Angehörigen das Gefühl geben, mit ihrer Erkrankung nicht alleine gelassen zu werden.

Am nächsten Tag bespricht Dr. Schwabe mit seinem Patienten, welche Unterstützung er in Anspruch nehmen kann, z. B. Selbsthilfegruppen, Physiotherapeuten, andere Fachärzte und beispielsweise Psychologen.

Anschließend informiert er die anderen Teammitglieder über Inhalt und Reaktionen des Patienten. Im Verlauf der nächsten Wochen und Monate wird Dr. Schwabe mit Herrn Almásy besprechen, welche medizinischen Maßnahmen er in Anspruch nehmen oder ablehnen möchte. Er wird ihn anregen, mit Vertrauten über seine Wünsche bezüglich des Sterbens zu sprechen: Wo möchte er sterben, wer soll ihn dabei begleiten? Viele Patienten und Angehörige sehen nach diesen Gesprächen dem nahenden Tod etwas gelassener entgegen.

3.4.4 Die schlechte Prognose – Zusammenfassung

Sieben Schritte zur Aufklärung schlechter Prognosen, nach Schildmann und Schildmann (Schildmann 2009).

1. Vorbereitung und Gesprächsbeginn
   a) Wen möchte der Patient bei dem Gespräch an seiner Seite haben?
   b) Befunde und weitere Infos bereithalten.
   c) Geeigneter Raum: möglichst ruhig, mit ausreichenden Sitzgelegenheiten, ohne Barrieren zwischen Arzt und Patient, am besten über Eck.
   d) Störungen vermeiden: kein Telefon.
   e) Die Begrüßung sollte im Stehen erfolgen.
   f) Ausreichend Zeit einplanen (keine direkten Folgetermine)
2. Vorwissen und Einstellung des Patienten erkunden
   a) Was weiß und was vermutet der Patient?
   b) Wie nimmt er seine momentane Situation wahr?
   c) Was denkt er darüber?
   d) Für wie ernst hält er die Erkrankung?
   e) Die Antworten des Patienten als Ausgangspunkt für die schlechten Nachrichten nehmen.

3. Informationsbedarf des Patienten klären
   a) Wie detailliert möchte der Patient informiert werden?
   b) Möchte er über die möglichen Konsequenzen sprechen?
   c) Wenn er jetzt keine detaillierte Aufklärung wünscht, gleich über die Therapiemöglichkeiten sprechen und weitere Gespräche zu einem späteren Zeitpunkt anbieten.
4. Mitteilen der Information
   a) Warnen, dass eine schlechte Nachricht mitgeteilt wird, etwa durch das Wort „leider".
   b) An dem Wissen des Patienten anknüpfen.
   c) Möglichst in seinen Worten oder in seiner Sprache sprechen.
   d) Schrittweise zu der Nachricht führen.
5. Emotionen zulassen und weitere Informationen mitteilen
   a) Raum geben, Emotionen wie Trauer, Wut oder Schock auszudrücken.
   b) Reaktionen wahrnehmen und empathisch darauf eingehen.
   c) Pausen aushalten.
   d) Zuhören, was der Patient besprechen möchte.
   e) Zu Fragen ermuntern.
   f) Nachhaken, was der Patient verstanden hat. Gegebenenfalls Zeichnungen, schriftliche Stichpunkte, Infobroschüren einsetzen.
6. Planung des weiteren Vorgehens
   a) Informationen wiederholen/zusammenfassen.
   b) Mögliche Unterstützungen darstellen (Psychologe, Selbsthilfegruppe, Physiotherapeut oder ärztliche Kollegen, Hospiz, Kirche, Schmerztherapie, ...).
   c) Weitere Gespräche, auch mit Angehörigen oder Freunden anbieten.
   d) Gemeinsam die nächsten Schritte planen.
   e) Den nächsten Termin vereinbaren.
7. Anschließend: Das Team über Inhalt und Reaktionen des Patienten informieren.

3.5 Das Angehörigen-Gespräch nach Polytrauma

3.5.1 Lernziele

Sie lernen
- mit welchen Situationen und Reaktionen Sie bei Angehörigengesprächen nach Polytrauma rechnen sollten.
- welche Vorbereitungen Ihnen vor den Gesprächen mit Angehörigen helfen können.
- wie Sie die Gespräche angemessen und professionell führen können.

3.5.2 Die Situation Angehöriger polytraumatisierter Patienten

Meist wissen die Betroffenen bereits von der Polizei oder dem Arbeitgeber, dass ihr Angehöriger verletzt ist, möglicherweise schwer, und jetzt im Krankenhaus liegt. Die schlechte Nachricht traf sie oft völlig unerwartet. Bis vor wenigen Minuten schien die Welt noch in Ordnung, jetzt ist möglichweise ein ganzer Lebensentwurf in Frage gestellt. Die Angst um den Patienten und die gemeinsame Zukunft kann daher zu völlig irrationalen Reaktionen führen.

3.5.3 Die Situation des Arztes

Die Gespräche mit Angehörigen schwer verletzter Patienten können besonders anspruchsvoll sein. Schließlich sind Ärzte in der Notfall- und Intensivstation oft bereits bis an ihre physischen und emotionalen Grenzen belastet. In solchen Situationen können die vielfach starken Emotionen der Angehörigen (Trauer, Hilflosigkeit, Unsicherheit, Aggression, Schuldgefühle, Ängste, Vorwurfshaltung und Anspruchsdenken) schwer auszuhalten sein.

Um als Arzt „funktionsfähig" zu sein und sich nicht an dem erlebten Leid aufzureiben, benötigen Mediziner eine gewisse Distanz zum Geschehen. Doch Distanz heißt nicht distanziert sein, bedeutet nicht kühl, desinteressiert oder unbeteiligt zu sein. Distanz meint die Fähigkeit, auch unter Druck die medizinisch richtigen Entscheidungen treffen und den Menschen den notwendigen Halt geben zu können.

Dafür gilt es nicht nur den Angehörigen aufmerksam und verständnisvoll zu begegnen, sondern auch sich selbst.

3.5.4 Beziehung zwischen Arzt und Patient

Besonders in der Anfangsphase geht es in den Gesprächen mit den Angehörigen vor allem darum, sie zu stabilisieren, ohne ihnen dabei falsche Hoffnungen zu machen.

3.5.5 Und so geht's

Gespräch zwischen Herrn Dr. Sauerbruch (Arzt) und Frau Tomie (Tochter des Patienten)	Anmerkungen
[Dr. Sauerbruch wird ans Telefon gerufen.] *Intensivstation, Dr. Sauerbruch.* Hier ist Anna Tomie, mein Vater wurde gerade zu Ihnen gebracht. Wie geht es ihm? Was ist denn passiert? *Guten Morgen Frau Tomie. Es tut mir sehr leid, doch am Telefon darf ich Ihnen leider keine Auskunft geben. Wir müssen sicher sein, dass wir tatsächlich mit einer Angehörigen sprechen. Können Sie bitte ins Krankenhaus kommen?* Ist es was Schlimmes? Kann ich mit meinem Vater sprechen? *Wie gesagt, ich darf Ihnen leider telefonisch keine Auskunft geben. Frau Tomie, ist vielleicht jemand in der Nähe, der Sie hierhin fahren kann?* Ja, meine Nachbarin. Ist es schlimm? *Ihr Vater ist schwer verletzt. Er ist jetzt bei uns auf der Intensivstation. Am besten ist es, wenn Sie ins Krankenhaus kommen. Dann können wir uns in Ruhe unterhalten. Wissen Sie, wo das Krankenhaus ist?* Ja.	
Gut, die Intensivstation ist im Erdgeschoss. Die Mitarbeiter zeigen Ihnen gerne den Weg. Die Tür zur Intensivstation ist verschlossen. Rechts ist eine große rote Klingel. Wenn Sie geklingelt haben, kann es ein paar Minuten dauern, bis Ihnen jemand aufmacht, falls wir gerade einen Patienten behandeln. *Wie gesagt, wir hören die Klingel auf jeden Fall. Es kann aber ein paar Minuten dauern, bis jemand die Tür aufmacht. Fragen Sie bitte nach mir, Dr. Sauerbruch. Wann werden Sie ungefähr da sein?* In 30 Minuten. *Gut. Ich werde Sie so schnell wie möglich abholen. Bis gleich.*	Die wichtigsten Informationen sollten Sie mehrfach wiederholen. Es kann sonst sein, dass aufgeregte Angehörige sich nicht daran erinnern.
Guten Morgen Frau Tomie. Ich bin Dr. Sauerbruch, der Stationsarzt. Wir haben gerade miteinander telefoniert. Und Sie sind die Tochter? Ja, hallo.	Stellen Sie sich möglichst noch einmal mit Namen und Funktion vor, um Angehörigen zu versichern, dass sie mit dem richtigen Ansprechpartner sprechen. Vergewissern Sie sich mit wem Sie sprechen (ggf. ausweisen lassen).

Gespräch zwischen Herrn Dr. Sauerbruch (Arzt) und Frau Tomie (Tochter des Patienten)	Anmerkungen
Sind Sie sicher, dass es mein Vater ist? Ich meine, er wollte doch zum Angeln. *Die Polizei hat seinen Ausweis bei ihm gefunden.* Wo war denn sein Angelkollege? Die wollten doch zusammen gehen. *Darüber weiß ich leider nichts. Ihr Vater wurde alleine eingeliefert.*	Viele bezweifeln anfangs die schlechte Nachricht.[75] Auch das spontane und irrationale Suchen eines Schuldigen kommt häufig vor. Das Akzeptieren und Verständnis zeigen solcher Reaktionen zeigt Empathie und beruhigt die Betroffenen.
Ich sehe, Sie haben jemanden mitgebracht. Ja, meine Nachbarin hat mich gefahren. Ich glaube ich hätte das alleine nicht geschafft.	Für die zukünftigen Gespräche sollten Sie wissen, wer die Begleitperson ist. Die Frage „Wer ist Ihre Begleiterin?" klingt vielleicht etwas barsch, daher können Sie stattdessen einfach sagen, was sie beobachten.
Damit wir die nötige Ruhe zum Gespräch haben, gehen wir am besten erst einmal in mein Arztzimmer. Soll Ihre Nachbarin so lange hier warten? Ich hätte lieber, dass Sie beim Gespräch dabei ist.	Die Reaktion der Angehörigen ist oft schlecht einzuschätzen. Daher sollten Sie für das Erstgespräch einen ruhigen Platz wählen. Es kann sehr hilfreich sein, wenn beim Gespräch weniger emotional Beteiligte anwesend sind. Sie können die Angehörigen emotional unterstützen und sind meist auch besser in der Lage sich Informationen zu merken.
Möchten Sie vielleicht eine Tasse Kaffee oder einen Tee, oder was anderes? Einen Kaffee, bitte.	Warme Getränke wirken oft tröstend und stärkend.
Frau Tomie, was ist Ihnen zum Unfall und der Situation Ihres Vaters bereits bekannt? Die Polizei hat mir nur gesagt, dass mein Vater verletzt ins Krankenhaus gekommen ist und nicht selber anrufen kann. Die Nachbarn sagten, er hätte mit einer Kopfverletzung bewusstlos auf dem Bürgersteig gelegen. *Ja, ihr Vater wurde vor zwei Stunden mit dem Rettungswagen zu uns ins Krankenhaus gebracht. Er hatte wohl einen Unfall. Wir haben gerade Aufnahmen gemacht. Er ist schwer verletzt. Er muss zwar derzeit nicht operiert werden, aber er hat eine Hirnschwellung und muss jetzt erst einmal in einem künstlichen Koma gehalten werden und überwacht werden. Daher liegt er nun hier.*	Versuchen Sie, das Gespräch an den bereits bekannten Erkenntnissen anzuknüpfen. Erklären Sie das Wichtigste in ganz einfachen Worten und kurzen Sätzen. Details könnten die Angehörigen leicht überfordern und verwirren.

75 Elisabeth Kübler-Ross war eine schweizerisch-US-amerikanische Psychiaterin und gilt als wichtige Trauer- und Sterbeforscherin. Sie beschrieb fünf Stufen, die inzwischen von vielen auch als treffend für den Umgang mit traumatischen Botschaften beschrieben werden: Nichtwahrhabenwollen und Isolierung, Zorn, Verhandeln, Depression, Akzeptanz (Kübler-Ross 2001).

Gespräch zwischen Herrn Dr. Sauerbruch (Arzt) und Frau Tomie (Tochter des Patienten)	Anmerkungen
Wir gehen jetzt gleich zu Ihrem Vater. Er ist bewusstlos und kann also nicht mit Ihnen sprechen. Es ist noch unklar, wie die Verletzung entstanden ist. Ein Passant hat ihn bewusstlos am Straßenrand liegend gefunden und einen Rettungswagen gerufen.	Erklären Sie auch scheinbar Offensichtliches und wiederholen Sie die wichtigsten Fakten.
Wenn wir gleich zu Ihrem Vater kommen, werden Sie sehen, dass er eine große Platz-wunde über dem rechten Auge hatte, die bereits genäht worden ist. Der Schädelknochen ist dort mehrfach gebrochen. Er hat jetzt einen Verband dort. Aufgrund seiner Hirnschwellung wird Ihr Vater momentan maschinell beatmet und bekommt Infusionen.[76] *Er ist auch an einige Monitore angeschlossen. So haben wir seinen Zustand ständig im Blick, auch wenn wir mal nicht im Zimmer sind. Er ist in einem künstlichen Koma. Sie können also sicher sein, dass er keine Schmerzen hat. Es kann aber sein, dass er sehr wohl spürt, dass Sie da sind. Sie können ihn berühren und mit ihm sprechen. Er wird aber nicht antworten.*	Betonen Sie mit „Wenn wir gleich …", dass die Angehörigen in dieser Situation nicht alleine sein werden. Beschreiben Sie nüchtern und treffend, was die Angehörigen anschließend sehen werden. So mildern Sie den ersten Schreck, der wiederum auch die Patienten beunruhigen könnte.[77] Das Wissen um die medizinischen Hintergründe macht es vielen Angehörigen leichter, die näheren Umstände zu akzeptieren. Es ist für Angehörige tröstend zu wissen, dass der Patient keine Schmerzen hat und auch nicht unter der Situation leidet. Mit dem Gefühl etwas möglicherweise Hilfreiches zu tun zu, geben Sie den Angehörigen Kraft. Viele Besucher sind unsicher, ob sie den Patienten beispielsweise berühren dürfen, weil sie Angst haben, störend auf die Geräte zu wirken.
Wie geht es ihm denn jetzt? *Er hat keine Schmerzen. Momentan ist sein Zustand stabil. Falls sich etwas verschlechtert, würden wir das sofort erkennen.* Wird er wieder gesund? *Dazu können wir jetzt noch nichts sagen.* Was glauben Sie denn? *Wie gesagt: Dazu können wir jetzt noch nichts sagen. Momentan ist unser erstes Ziel, seinen Zustand bei dieser schweren Verletzung stabil zu halten und zu erfahren, was passiert ist. Ich versichere Ihnen, dass wir hier alles medizi-nisch Mögliche für Ihren Vater tun. Möchten Sie jetzt Ihren Vater sehen? Dann kön-nen wir anschließend alles Weitere besprechen.*	Hier gilt es die Balance zu finden zwischen Zuver-sicht und Ehrlichkeit. Oftmals legen Angehörige Formulierungen auf die Goldwaage und greifen nach jedem Strohhalm. Dann wird aus: „Wir hoffen das Beste." ein Versprechen im Sinn von „Das wird schon wieder."

---

76 Während Geräte und Monitore Angehörigen eher das Gefühl vermitteln, dass alles medizinisch Mögliche getan wird, wirken Schläuche, die in den Körper führen, eher beängstigend.

77 Denn oft sind die Angehörigen „diejenigen, die zunächst am meisten erschrecken, mehr als der Patient selbst. Sie sind schockiert über den großen Aufwand der Apparaturen, hinter denen sie ihren kranken Angehörigen oftmals nur schwer finden können" (Klapp 1985).

Gespräch zwischen Herrn Dr. Sauerbruch (Arzt) und Frau Tomie (Tochter des Patienten)	Anmerkungen
[Dr. Sauerbruch begleitet die Tochter zum Patienten.] Darf ich ihn in den Arm nehmen? *Ja, natürlich.* [Als der Arzt sich versichert hat, dass die Tochter stabil ist, fragt er:] *Kann ich Sie alleine lassen?* Ja. *Sie finden mich...*	Bleiben Sie am Anfang einige Minuten dabei. So können Sie einige Fragen beantworten und gleichzeitig sehen, ob die Tochter momentan weitere Unterstützung braucht.
[Später, wieder im Arztzimmer.]	Führen Sie Gespräche mit Angehörigen nie im Patientenzimmer, sondern an einem Ort mit wenig Ablenkung. So können sich alle besser auf das Gespräch konzentrieren.
Frau Tomie, möchten Sie vielleicht mit einem Seelsorger oder Psychologen sprechen? Geht das denn? *Ja, natürlich. Vielen hilft das.* Ja, wenn das geht. *Ich kümmere mich gleich darum.*	Wenn Sie das Gefühl haben, dass Angehörige jetzt Unterstützung brauchen könnten, sollten Sie ihnen das Angebot machen. Erfahrungsgemäß nehmen die Meisten solche Angebote gerne an und sind anschließend für die Unterstützung sehr dankbar.
Ihre Nummer habe ich in den Unterlagen notiert. Falls sich etwas ändert, sagen wir Ihnen sofort Bescheid. Hier ist ein Zettel mit unseren Telefonnummern und den Besuchszeiten. Bitte rechnen Sie dennoch damit, dass es ein paar Minuten dauern kann, bis Sie zu Ihrem Vater können. Auf der Intensivstation kann es immer wieder dazu kommen, dass wir spontan Zeit und Ruhe für unsere Patienten brauchen. Solange möchten wir dann keine Besucher um uns haben, sondern uns ganz um die Patienten kümmern können. Natürlich können Sie uns jederzeit anrufen. Manchmal tut es einfach gut zu hören, dass alles in Ordnung ist.	
Kann ich denn irgendwas tun? *Ja, das können Sie tatsächlich. Ich bin überzeugt, dass Patienten auf vertraute Stimmen reagieren. Wenn Ihr Vater in letzter Zeit ein Buch gelesen hat, dann könnten Sie ihm beispielsweise daraus vorlesen.*	Eine solche Intervention ist im doppelten Sinne hilfreich. Sie kann dem Patienten ebenso helfen, wie den Angehörigen, die sich, mit dem Gefühl helfen zu können, weniger hilflos und ausgeliefert fühlen.

Gespräch zwischen Herrn Dr. Sauerbruch (Arzt) und Frau Tomie (Tochter des Patienten)	Anmerkungen
Eine Sache noch: Würden Sie bitte Ihre Familie informieren? Und können Sie bitte auch sagen, dass wir Unbekannten am Telefon keine Auskunft geben dürfen? Für unsere Arbeit wäre es günstiger, wenn wir nur einen Ansprechpartner haben. Sollen wir Sie jeweils informieren und Sie sagen dann den anderen Bescheid? So haben alle die gleichen Informationen. Ja, in Ordnung.	Versuchen Sie die Angehörigen möglichst auf dem gleichen Informationsstand zu halten, da es sonst zur gegenseitigen Verunsicherung kommen kann. Es entspannt die Situation auf der Station deutlich, wenn sich die Angehörigen auf einen zentralen Ansprechpartner einigen, der dann die anderen informiert. Dies muss nicht der nächste Angehörige sein (s. auch Kapitel 3.9).

3.5.6 Das Angehörigen-Gespräch nach Polytrauma – Zusammenfassung

Kommunikation mit Angehörigen polytraumatisierter Patienten: modifiziert nach Langkafel (Langkafel 2008).

Vorbereitung

- Das Überbringen schlechter Nachrichten kann auch für den Überbringer belastend sein. Falls Sie unter Zeitdruck stehen oder es Ihnen nicht gut geht, überlegen Sie, ob jemand anderes das Gespräch führen kann.
- Bedenken Sie, dass Sie ggf. für das erste Gespräch bis zu 30 Minuten brauchen werden.
- Suchen Sie sich einen ruhigen, möglichst störungsfreien Platz.
- Hätten Sie gerne aus Ihrem Team jemanden dabei?
- Sind Taschentücher in der Nähe? Ist die Nummer des Notfall-Seelsorgers/Psychologen griffbereit?
- Überlegen Sie sich, was Sie genau sagen wollen.
- Sind Sie über den Fall ausreichend informiert?

Das Überbringen schlechter Nachrichten

- Stellen Sie sich mit Ihrem Namen und ihrer Funktion vor.
- Vergewissern Sie sich, dass Sie mit einem Angehörigen sprechen.
- Ist Ihr Ansprechpartner alleine? Kann er sich ins Krankenhaus bringen lassen?
- Fragen Sie, was dem Angehörigen bereits bekannt ist.
- Erklären Sie mit einfachen Worten und kurzen Sätzen das Wichtigste. Keine Details.
- Machen Sie ausreichend Pausen, damit der Andere das Gehörte erfassen kann.
- Haben Sie den Eindruck, dass ihr Gesprächspartner sie verstanden hat?

–   Reagieren Sie verständnisvoll auf starke Emotionen.
–   Beantworten Sie die wichtigsten Fragen. Besprechen Sie alles weitere später.
–   Sagen Sie nur, was sicher ist. Ansonsten: „Wir wissen es noch nicht …"
–   Bieten Sie Unterstützung an. (Psychologen, Seelsorge, Taxi …)
–   Gibt es jetzt Familie oder Freunde, die dem Angehörigen zur Seite stehen können?
–   Geben Sie dem Angehörigen Ihren Namen und die Telefonnummer.
–   Wer ist wann und wie zu erreichen?
–   Vereinbaren Sie die nächsten Schritte.

Vermeiden Sie:

–   das Beharren auf starren Regeln, z. B. Besuchszeiten, „nur 2 Besucher" …;
–   nichtssagende Floskeln, z. B. „Es tut mir leid.";
–   falsche Versprechungen, z. B. „Sie werden sehen, das wird bestimmt wieder.";
–   Plattitüden, z. B. „Das Leben geht weiter.";
–   oberflächliche Tipps, z. B.: „Jetzt gehen Sie erst mal nach Hause und versuchen etwas zu entspannen."

3.6 Der chronisch Kranke

3.6.1 Lernziele

Sie lernen
–   die Besonderheiten der Situation chronisch Erkrankter kennen,
–   worauf Sie bei der Kommunikation mit chronisch Kranken achten sollten,
–   hilfreiche Konzepte der Patientenedukation.

3.6.2 Die Situation

Die Veränderung in der Bevölkerungsstruktur, die Zunahme der Lebenserwartung, die vielfältigen lebensverlängernden Maßnahmen und positiven Effekte in der Medizin haben dazu geführt, dass 20–30 % aller Krankenhauspatienten unter 65 Jahren wegen einer chronischen Erkrankung aufgenommen werden.[78]

---

[78] Dabei besonders häufig sind koronare Herzkrankheit, Asthma, Chronisch obstruktive Lungenerkrankung oder Diabetes mellitus Typ II (Böhm 2009).

Chronisch nicht-heilbare Patienten haben oft vergessen, wie es sich anfühlt, keine Schmerzen oder Belastungen zu haben. Viele werden im Laufe der Zeit zu gut informierten Experten ihrer Erkrankung. Sie wissen, dass ihre Krankheit nicht heilbar ist und dass sie sich bestenfalls an das Defizit anpassen können. Sie leben mit einer andauernden, langfristigen Belastung, wenn nicht gar latenten Todesdrohung. Die ständige Überwachung, Beobachtung, Behandlung und Pflege gibt ihnen oft das Gefühl der Abhängigkeit und manchmal auch der Minderwertigkeit.

Und wenn ihnen durch die Erkrankung auch berufliche und soziale Erfolge verschlossen bleiben, kann sich ihre Persönlichkeit manchmal nicht in dem üblichen Maß entwickeln.

Im Umgang mit Ihrer Erkrankung gibt es für die Betroffenen vor allem zwei Strategien:
- die Abwehr,
- die Bewältigung.

Die gängigen Abwehrmechanismen sind Verdrängen und Regression.

Das Verdrängen tritt eher im Frühstadium der Erkrankung auf, nicht selten phasenweise. Dann erlebt die Umwelt einen verwirrenden Wechsel von Wissen und Nicht-Wissen des Patienten.

Bei langen stationären Aufenthalten ist manchmal eine Regression gegeben. Patienten wirken dabei in gewisser Weise kindlich, abhängig und reduzieren sich oftmals auf Essen, Trinken und Verdauung (Geisler 1992).

Die Bewältigung einer chronischen Erkrankung ist anspruchsvoll, denn Sie erfordert eine vielschichtige Auseinandersetzung mit ihr:
1. die Anerkennung der Erkrankung,
2. der Wille der Bewältigung/zu überleben,
3. Disziplin (Ernährung, Lebensführung etc.),
4. die Adaption der Krankheit
   a) in den Beruf,
   b) in die sozialen Aktivitäten und Beziehungen,
5. die mentale Verarbeitung.

Die Überkompensation ist eine besondere Form der Verarbeitung, bei der Patienten die bedrohlichen Aspekte ihrer Erkrankung überbetonen und ihre Aufmerksamkeit auf die eigenen Defizite konzentrieren.

3.6.4 Die Situation des Arztes

Wie sich die Behandlungsziele akut erkrankter Patienten von denen chronisch Erkrankter unterscheiden, so grundlegend verschieden sind auch die Ansprüche an die jeweilige Arzt-Patienten-Kommunikation.[79] Bei einer akuten Gesundheitsstörung geht es vor allem um die Heilung oder Besserung. Das Arzt-Patienten-Verhältnis ist das des Wissenden zu dem des Laien. Chronisch Erkrankte hingegen wissen oft mehr über ihre Erkrankung als ihr Arzt, dem sie schließlich nur selten begegnet (Jürschik-Busbach 2013).

Dort wo der Arzt einem Experten seiner Krankheit begegnet, passen die typischen, eher hierarchischen Kommunikationsmuster nicht mehr. Bleibt der Arzt dennoch, gewollt oder unbewusst, bei seinen gewohnten und lange eingeübten Strategien, kommt es häufig zu Beziehungsstörungen, bis hin zu offenen Konflikten.

Das Gefühl des Behandelnden, nicht helfen zu können, das Erkennen der eigenen Grenzen, kann zu Frustration und Verärgerung führen und die Beziehung zusätzlich belasten. Diese Verärgerung projizieren Behandler im schlimmsten Fall auf den „schwierigen Patienten".

3.6.5 Beziehung zwischen Arzt und Patient

Die Behandlung akuter Krankheiten ist vom Maß des Vertrauens des Patienten in den Arzt geprägt. Bei der Betreuung dauerhaft chronisch Erkrankter begegnet der Arzt einem Patienten, den er offensichtlich nicht heilen kann und dem letztendlich nur die Möglichkeit bleibt, sich mit seiner Krankheit und den daraus entstehenden Einschränkungen zu arrangieren.

Statt zu heilen ist es nun das Ziel, das Selbstvertrauen und die Selbstverantwortung des Patienten zu stärken. Der Arzt wird eher Betreuer und Ratgeber als Behandler und Heiler.

Er hilft bei (Geisler 1992):
- dem Vermeiden und Überwinden von Krisen,
- der Kontrolle der Krankheitssymptome,
- dem Ausarbeiten von Verhaltensweisen und Behandlungsplänen,
- der Verhütung und Beseitigung sozialer Isolation,
- der Vorbereitung auf Änderungen des Krankheitsverlaufs und Rückfälle,
- der Führung und Bereitstellung von Mitteln (Kur, soziale Hilfen etc.).

Im besten Fall unterstützt er seinen Patienten, sich nicht mehr wie ein Kranker, sondern sich wie ein bedingt Gesunder zu fühlen.

---

79 W. Burger geht davon aus, dass Ärzte und ihre Patienten in der Regel auch kein gemeinsames Verständnis von der betreffenden Krankheit haben (Schildmann 2009).

3.6.6 Und so geht's

Gespräch zwischen Herrn Dr. Hauser (Arzt) und Frau Lyse (Patientin)	Anmerkungen
Guten Morgen, Frau Lyse. Wie geht es Ihnen? Wie es geht, Herr Doktor? Sie sind ja witzig. Schlecht natürlich, sonst wäre ich ja nicht hier.	Wie viele chronisch Kranke hat auch Anna Lyse eine Abneigung gegen vermeintliche Floskeln und Plattitüden.
Wir haben uns ein Weilchen nicht gesehen. 14 Monate, um genau zu sein. Ich war in der Zwischenzeit bei einem Heiler, von dem ich viel Gutes gehört hatte. *So? Bei wem waren Sie denn?* Bei Hella Wahn. Ziemlich unkonventioneller Typ, Handauflegen und gemeinsames Beten und so. *Hat Sie Ihnen helfen können?* Anfangs dachte ich ja, doch dann wurde es schlimmer als vorher. *Haben Sie denn Ihre Tabletten weiterhin genommen?* Nein, genau das wollte ich ja nicht mehr. *Und jetzt?* Es sieht wohl so aus, als ob ich sie doch brauche. Sind Sie jetzt sauer oder so?	Nach vielen erfolglosen Therapieversuchen verlieren die meisten Betroffenen einmal die Geduld mit und das Vertrauen in die Schulmedizin. Nahezu alle versuchen daher irgendwann Lösungen in der Alternativmedizin zu finden.
Sauer? Nein, natürlich nicht. Sie sind schließlich eine erwachsene Frau und hatten sich das sicherlich gut überlegt. Ich kann übrigens gut verstehen, dass Sie keine Möglichkeit ungenutzt lassen wollten. Ja, und vielen hat sie auch geholfen. *Hat Sie gesagt, was ihrer Meinung nach die Ursache ist?* Sie sagte was von Sünden und Sühnen.	Mit Ihrem Verständnis für die Verzweiflung Ihrer Patienten stabilisieren Sie die Beziehung zu Ihnen.
Und was glauben Sie? Ich habe mir das lange so ähnlich erklärt. Dass die Krankheit irgendwie eine Strafe ist. *Und was glauben Sie jetzt?* Manchmal glaube ich das immer noch. Aber meistens finde ich, dass ich einfach Pech habe. Zufall, wissen Sie? Was meinen Sie?	Machen Sie sich deutlich, dass es hier nicht um Ihre Meinung geht. Sie wollen erfahren, wie Ihre Patienten ihre Beschwerden interpretieren. Dabei spielen das subjektive Krankheitskonzept und der Glaube an die Wirkung von Behandlungen eine entscheidende Rolle. Die gegenteilige Stellungnahme des Arztes würde Patienten eher dazu verleiten ihre Position zu verteidigen. Vermeiden Sie daher bewusst das Konzept Ihrer Patienten zu diskutieren oder offen zu urteilen.

Gespräch zwischen Herrn Dr. Hauser (Arzt) und Frau Lyse (Patientin)	Anmerkungen
Genau kennen wir die Ursachen immer noch nicht. Viele Menschen haben eine Disposition, doch nur bei wenigen bricht sie tatsächlich aus. Es gibt Hinweise, dass einige Faktoren den Ausbruch begünstigen. Meinen Sie die Untersuchungen in Frankfurt? Rauchen und zu wenig Bewegung – wenig originell. *An der Charité überlegt man übrigens gerade, dass Frauen in Großstädten häufiger daran erkranken.*	Auch typisch für chronisch Erkrankte ist ihr hohes Informationsbedürfnis, hinter dem vermutlich der Wunsch steckt, doch noch eine neue Therapie gegen ihre Krankheit oder einen besseren Weg mit ihr umzugehen, zu finden.
Was machen Sie denn momentan, wenn Sie einen Schub bekommen? Bei den ersten Anzeichen lege ich mich inzwischen hin und versuche zu schlafen. Das hilft mir wesentlich besser. *Ist es dann nicht so schlimm?* Doch, schon. Doch so ist es schneller vorbei. Früher habe ich ja im Betrieb immer gleich drei Tage gefehlt. Jetzt kann ich meist nach einem Tag Bettruhe schon wieder zur Arbeit. So habe ich dann nicht so ein schlechtes Gewissen.	Das Empfinden einer Erkrankung und der Einschränkungen kann sich durchaus ändern. Thematisieren Sie daher regelmäßig, wie Ihre Patienten damit momentan umgehen.
Das klingt, als ob es Ihnen jetzt ein wenig besser damit geht. Auch ohne Medikamente. Ja, in Summe fehle ich momentan kaum mehr bei der Arbeit als die anderen. Aber halt nur, wenn ich frühzeitig richtig schlafen kann. Meinen Sie ein Schlafmittel könnte helfen? *Das klingt erst einmal logisch, Ich bin mir nicht sicher, ob es genauso gut funktioniert. Der Schlaf mit Schlafmitteln ist oft nicht so erholsam. Sie können es ja mal probieren. Haben Sie es eigentlich schon einmal mit Meditation versucht?* Meditation? Nein, Muskelentspannung – das wäre nicht schlecht. Hatte ich ganz vergessen. *Wollen Sie das erst noch mal probieren, bevor wir es mit einem Schlafmittel versuchen?*	Hören Sie aktiv zu, um das Krankheitskonzept Ihrer Patienten besser zu verstehen (s. auch Kapitel 1.2.1). Begrüßen Sie es, wenn Ihre Patienten sich aktiv mit ihren Möglichkeiten auseinandersetzen. Versuchen Sie ihr Selbstbewusstsein durch eine positive Verstärkung zu unterstützen. Formulieren Sie Ihre Vorschläge bewusst nur als Frage. Damit stärken Sie das Selbstwertgefühl und die Selbstsicherheit Ihrer Patienten.

Hilfreiche Strategien zur Optimierung der Kommunikation mit chronisch Kranken sind:
- Besprechen Sie folgende Fragen:
    - Wie interpretiert der Patient seine Beschwerden und die Wirkung der Behandlung?
    - Sind die Beschwerden lästig, störend oder schränken sie ihn stark ein?
    - Wie empfindet er die Behandlung?
- Da sich die Einschätzung im Laufe der Zeit verändern kann, kann es hilfreich sein, das Thema in größeren Zeitabständen anzusprechen.
- Klären Sie die Frage, was der Patient für die Ursachen seiner Erkrankung hält. Die Idee der eigenen Schuld kann beispielsweise depressive Stimmungen verursachen.
- Stärken Sie das Selbstwertgefühl des Patienten. Vermeiden Sie daher Urteile und Belehrungen.
- Beachten Sie das hohe Informationsbedürfnis des Patienten.
- Betonen Sie das Gefühl des Patienten, Einfluss auf seine Krankheit oder die Auswirkungen nehmen zu können. Zeigen Sie dafür Möglichkeiten auf, möglichst ohne Ratschläge zu geben. Damit würden Sie eher das Gefühl der Abhängigkeit betonen.
- Aktives Zuhören und Verständnis stärken die Beziehung und das Selbstwertgefühl Ihrer Patienten. Bewerten und Verurteilen schwächt sowohl die Beziehung als auch das Selbstwertgefühl.
- Ausbruchsversuche aus der Schulmedizin kommen bei den meisten chronisch Erkrankten irgendwann vor. Belehren und verurteilen Sie das nicht. Zeigen Sie stattdessen Verständnis und Interesse.
- Vermeiden Sie:
    - Floskeln,
    - Phrasen,
    - Halbwahrheiten,
    - trügerische Hoffnungen.

3.7 Der chronische Schmerzpatient

3.7.1 Lernziele

Sie lernen
- die Besonderheiten bei der Behandlung von chronischen Schmerzpatienten zu verstehen.
- die Unterschiede in der Kommunikation zu Akutpatienten kennen.
- hilfreiche Strategien zur Patientenedukation.

Jeder fünfte Europäer lebt mit chronischen Schmerzen (Dückers 2014, Breivik 2006), wodurch europaweit fast 500 Millionen Arbeitstage pro Jahr verloren gehen (Group 10/2002 – 06/2003).

Von chronischen Schmerzen ist die Rede, wenn der Schmerz die typische Heilungsdauer deutlich überschreitet.[80] Die Ursache chronischer Schmerzen liegt oft in einer somatischen, psychischen oder sozialen Wechselwirkung, oder lässt sich zumindest dort vermuten.

Chronische Schmerzpatienten durchlaufen oft eine jahrelange Odyssee an Fachärzten und Behandlungsansätzen (siehe auch: Zahlen und Fakten zum chronischen Schmerz [Deutsche Gesellschaft zum Studium des Schmerzes e.V.]).

Ihre chronischen Schmerzen verhindern, dass die Betroffenen sich auf alltägliche Dinge konzentrieren können. Immer wieder kehren die Gedanken zurück zum Schmerz. Mit der häufigeren und höheren Schmerzaufmerksamkeit nimmt die Wahrnehmung und Feinfühligkeit des Schmerzes zu – ein unheilvoller Teufelskreis beginnt. Schnell kommen Schlafstörungen, Depression und soziale Isolation hinzu, was den Patienten wiederum mehr Gelegenheit gibt, sich auf ihre Schmerzen zu konzentrieren.

So beeinflussen und bestimmen chronische Schmerzen mit zunehmender Dauer nicht nur die körperliche, sondern auch die seelische und soziale Situation des Betroffenen.

Mit der Zeit wird der chronische Schmerz dann selbst zur Krankheit. Charakteristisch für Schmerzpatienten ist die dauerhafte Suche nach der Schmerzursache. Viele Betroffene sagen, dass sie gut mit dem Schmerz umgehen könnten, wenn sie sicher wären, dass er kein Anzeichen einer schlimmen Erkrankung ist. So kann bereits die Diagnose Erleichterung sein, da sie den Patienten die Angst nimmt, sie entpsychosomatisiert und zugleich Hoffnung auf Heilung gibt.

---

80 Je nach Autor: drei oder sechs Monate.

3.7.4 Die Situation des Arztes

Viele Ärzte empfinden chronische Schmerzpatienten als schwierig oder bezeichnen sie als Problempatienten, da
– sie nicht auf Methoden reagieren, die bei Patienten mit akutem Schmerz verlässlich wirken.[81]
– der dauernde Schmerz-Stress sich auf ihre Persönlichkeit auswirkt und sie dann als chronisch unzufrieden, fordernd, kleinlich, kurz: als anstrengend empfunden werden.

Im Folgenden wird ein psychoedukatives Modell beschrieben, das für Arzt und Patient eine Alternative zur üblichen Behandlung und Kommunikation bietet und für beide Beteiligte eine Entlastung sein kann.
Es hat die Ziele:
– das Schmerzerlebnis weniger unangenehm wahrzunehmen,
– eine wirksame Auseinandersetzung mit der Schmerzkrankheit zu ermöglichen und
– Patienten aufzuzeigen, wie sie durch Verhaltensweisen und Techniken das Schmerzerlebnis selbst beeinflussen können.

3.7.5 Beziehung zwischen Arzt und Patient

Therapieangebote verdeutlichen Patienten ihre Abhängigkeit und Hilflosigkeit. Daher ist die typische helfende Rolle des Arztes eher kontraproduktiv. Hilfreicher ist es Patienten aufzuzeigen, wie sie selbst Einfluss auf die Auswirkungen ihrer Erkrankung nehmen können und damit auch ihr Selbstbewusstsein stärken.

---

[81] Akuter Schmerz ist ein Warnsignal; diese Funktion fehlt dem chronischen Schmerz größtenteils.

3.7.6 Und so geht's

Gespräch zwischen Herrn Dr. Koch (Arzt) und Herrn Peyn (Patient)	Anmerkungen
Herr Peyn, Schmerzen können bekanntlich in vielen Lebenssituationen einen starken Einfluss haben. Wo beeinflussen sie Sie denn? Beeinflussen ist gut. Sie steuern mich. Wenn ich sitze, versuche ich möglichst nicht mehr aufzustehen. Am Arbeitsplatz habe ich inzwischen viele Aufgaben abgegeben, da ich versuche, mich wenig zu bewegen. Ich gehe abends nicht mehr aus. Noch geht es ja, aber ob ich meinen Job behalte, weiß ich nicht. Mein Chef gibt mir keine neuen Aufgaben mehr. Früher habe ich große Projekte gesteuert.	Klären Sie im ersten Schritt, wie stark sich Ihr Patient körperlich, seelisch und sozial durch den Schmerz eingeschränkt fühlt.
Das nagt verständlicherweise an einem. Na klar. In unserer Gesellschaft definieren wir uns doch über beruflichen Erfolg.	Aktives Zuhören vermittelt dem Patienten Verständnis und Nähe. Damit verstärken Sie das Vertrauen des Patienten in Sie.
Herr Peyn, was erwarten oder erhoffen Sie sich hier von der Schmerzklinik? Erst einmal möchte ich wissen, was ich habe. Das konnte mir bisher kein Arzt sagen, und ich war schon bei vielen. Ich stelle mir die ganze Zeit vor, dass es etwas ganz Schlimmes oder Kompliziertes sein muss, dass es all die Spezialisten nicht gefunden haben. Vielleicht bin ich aber auch einfach verrückt und bilde mir das alles nur ein. *In Ordnung, Sie möchten vor allem eine Diagnose.* Ja, nicht nur. Natürlich möchte ich auch endlich mal wieder ohne Schmerzen sein – oder zumindest mit erträglichen. *Zweites Ziel ist also: keine oder weniger Schmerzen.* Zumindest so viel weniger, dass ich mich besser bewege und vielleicht sogar mal ausgehen kann. *Sie möchten also zumindest wieder etwas aktiver werden können?* Ja, genau. *Herr Peyn, ich kann Ihnen jetzt noch keine Prognose zu der Schmerzentwicklung geben. Könnte es denn auch ein Ziel sein, dass Sie lernen, anders mit Ihrem Schmerz umzugehen?* Von mir aus auch das. Hauptsache irgendwas wird besser.	Die Erwartungen an den Therapeuten können sehr unterschiedlich sein. Um zu erkennen, ob die Erwartungen überhaupt erfüllbar sind, ist für Sie wichtig sie zu kennen und mit Ihrem Verständnis abzugleichen. Dafür können Sie beispielsweise das Paraphrasieren und Zusammenfassen nutzen (s. auch Kapitel 1.2.1). Fragen Sie ggf. Ihre Patienten auch Alternativziele oder machen Sie diese Angebote in Form einer Frage.

Gespräch zwischen Herrn Dr. Koch (Arzt) und Herrn Peyn (Patient)	Anmerkungen
Wenn Sie die Stärke Ihrer Schmerzen einschätzen – auf einer Skala von 0 = keine Schmerzen bis 10 = der stärkste Schmerz, den Sie sich vorstellen können. Wie stark ist ihr Schmerz? Zwischen 6 und 8, je nach Verfassung. *Im Durchschnitt 7?* Ja. *Wie sehr beeinträchtigt der Schmerz Ihr Leben?* 9. *Welches Ergebnis möchten Sie denn jeweils erreichen?* Am besten natürlich 0. *Na klar. Und was wäre für Sie erträglich?* Ich glaube mit Schmerzstärke 4 könnte ich ganz gut umgehen. Und mit einer mittleren Beeinträchtigung – also 5.	Die visuelle Analogskala hilft Patienten, den subjektiven Schmerz ein Stück weit zu objektivieren. Sie hilft ihnen zudem die zu bewältigende Strecke zu verdeutlichen. Wenn der Patient beispielsweise einen Schmerz von 8 empfindet und mit 4 gut umgehen könnte, dann beträgt die Differenz lediglich 4 Schmerzpunkte. Überprüfen und relativieren Sie ggf. die Erwartungen, falls sie nicht realistisch scheinen.
Herr Peyn, ich möchte ganz offen sein. Bei Ihrer Art der Schmerzen ist eine absolute Schmerzfreiheit sehr selten zu erreichen. *Ich bin allerdings sehr optimistisch, dass es Ihnen gelingen wird, in Zukunft besser mit dem Schmerz umzugehen.*	Weisen Sie im Sinne einer vertrauensvollen Arzt-Patienten-Beziehung früh auf möglicherweise unerfüllbare Erwartungen hin – und bieten Sie dann Alternativziele an. Mit „[…], dass es Ihnen gelingen wird" weisen Sie auf die Eigenwirksamkeit Ihres Patienten hin – eines der Hauptmerkmale erfolgreicher Schmerztherapie.
Ein Weg dahin wird sein, dass Sie ein Stück weit die Angst vor dem Schmerz verlieren. Indem Sie Bewegungen vermeiden, erhöht sich erstens die Chance, dass Ihrem Körper in Zukunft diese Bewegung schneller weh tut und zweitens verlieren Sie einfach eine Grundfitness, die für den Umgang mit Schmerzen sehr wichtig ist. Gegen die Angst vor Schmerzen helfen erfahrungsgemäß drei Dinge sehr gut: 1. *Wir werden uns unterhalten und dabei beispielsweise die Bewegungen – in ganz kleinen Schritten - wieder einüben. Wir bleiben dabei immer im Bereich, in dem es nicht schmerzt.* 2. *Gespräche mit anderen Schmerzpatienten in denen sie beispielsweise jeweils von den Erfahrungen der Anderen lernen können. Das klingt anfangs vielleicht etwas befremdlich, ist jedoch erfahrungsgemäß auch sehr hilfreich.* 3. *Unterstützend nehmen Sie bei Bedarf Medikamente, so dass sich Ihr Körper wieder daran erinnert, wie es ist, ohne Schmerzen zu sein.* Klingt gut.	Mit der Transparenz der Therapie und dem Hinweis auf die zu kommenden Erfahrungen reduzieren Sie die Unsicherheit Ihrer Patienten und erhöhen so die Zustimmung zu den Maßnahmen. Viele Patienten haben anfangs eine gewisse Scheu vor der „Gruppentherapie". Betonen Sie, wenn Ihnen Bedenken von Patienten regelmäßig begegnen und sagen Sie anschließend, wenn Sie dennoch eine Methode empfehlen. Mit Ihrer offenen Ansprache möglicher Bedenken vermeiden Sie, dass Ihre Patienten offen in Opposition zu Ihren Vorschlägen gehen. Mit Formulierungen wie „Sie nehmen Medikamente" statt „Sie bekommen" betonen Sie die aktive Rolle des Patienten bei der Schmerztherapie.

Gespräch zwischen Herrn Dr. Koch (Arzt) und Herrn Peyn (Patient)	Anmerkungen
Und dann beschäftigen wir uns mit den „Nebenfaktoren". Sie sagten, dass Sie wenig schlafen. Sehr wenig! *Sehr wenig. Und dass Sie sich Sorgen um Ihre Zukunft machen und dass Sie in den letzten Jahren viel zugenommen haben.* 12 Kilo. *12 Kilo. Sie werden sehen, einige Punkte werden sich fast nebenbei mit anderen Punkten erledigen. Bei dem Rest unterstützen wir Sie dann.*	Indem Sie Korrekturen Ihrer Patienten wiederholen, zeigen Sie, dass Sie sie inhaltlich erfasst haben.
Gehe ich weiterhin zur Physiotherapie? Dann brauche ich ein neues Rezept. *Nein, die Physiotherapie setzen wir erst einmal aus. Wie lange können Sie momentan laufen?* 10 Minuten, dann fängt es im unteren Rücken an und ich muss mich setzen. *Haben Sie mal Fahrradfahren probiert? Da sitzen Sie ja.* Nein, darf ich das denn? *Sie dürfen es auf jeden Fall probieren. Meinen Sie, Sie schaffen 10 Minuten?* Bestimmt. *Gut, dann also 10 Minuten, und am nächsten Tag möglichst 1 – 2 Minuten mehr.*	Um das Gefühl der Abhängigkeit, zu reduzieren sollten Sie Ihren Patienten möglichst wenig verordnen. Auch therapeutische Empfehlungen sollten Sie möglichst so formulieren, dass Sie Ihren Patienten immer die Möglichkeit einer Entscheidung anbieten. Setzen Sie Ziele niedrigschwellig an. So reduzieren Sie den Anfangswiderstand vor der Maßnahme und erleichtern frühe Erfolge.

3.7.7 Der chronische Schmerzpatient – Zusammenfassung

1. Wie stark schränken die Schmerzen den Patienten ein?
    a) Bei Bewegungen.
    b) Im Alltag/ tagsüber/nachts/bei der Arbeit.
    c) Im sozialen Leben/sein Selbstwertgefühl.
2. Was erwartet der Patient?
    a) Diagnose/Schmerzursache erfahren?
    b) Schmerzlinderung?
    c) Bei akzeptablem Schmerz die Mobilität zu verbessern?
    d) Einen hilfreichen Umgang mit dem Schmerz lernen? (Diese Möglichkeit nennen nur wenige Patienten von sich aus.)
3. Was will der Patient erreichen?
    a) Auf der Skala von 0 bis 10.
    b) Was wäre aus seiner Sicht ein realistischer Wunsch?
    c) Was wäre ein für ihn erträgliches Ergebnis?
    d) Offen die Erfolgsaussichten nennen!

4. Beeinträchtigungen durch den Schmerz durch Reduzierung der Angstvermeidungshaltung durch
   a) Einzelgespräche.
   b) Gruppentherapie.
   c) Schmerzmedikamente.
5. Bearbeiten der Nebenfaktoren
   a) Schlafstörung.
   b) Depression.
   c) Essverhalten.
6. Eigenwirksamkeit stärken/Patient aktivieren
   a) Wenig verordnen.
   b) Vorschläge eher als Fragen formulieren.
   c) Kleine Ziele abstimmen, um durch häufige Erfolge das Selbstwertgefühl zu stärken.
   d) Dafür sorgen, dass der Patient ausreichend Schlaf, soziale Kontakte und Ablenkung bekommt.
   e) Gemeinsam Möglichkeiten finden, mit denen der Patient eigeninitiativ Einfluss auf den Schmerz nehmen kann.

Aktives Zuhören und Verständnis stärkt die Arzt-Patienten-Beziehung und das Selbstwertgefühl des Patienten. Ratschläge, Bewerten und Verurteilen schwächt die Beziehung zwischen Arzt und Patient und das Selbstwertgefühl des Patienten.

3.8 Der Patient mit Migrationshintergrund

3.8.1 Lernziele

Sie lernen
- Besonderheiten im Umgang mit Menschen mit Migrationshintergrund kennen.
- Haltungen und Techniken kennen, die Ihnen die Kommunikation und Behandlung erleichtern.

3.8.2 Die Situation – Allgemein

In Deutschland leben mehr als 15 Millionen Menschen, die nach 1949 zugewandert sind oder von denen mindestens ein Elternteil aus dem Ausland stammt.

Ihre Situationen als Patienten sind vielfältig. Eher universell sind gewisse Sprachbarrieren. Doch das Verständnis von Krankheit, Gesundheit und gesundheitsfördernden Maßnahmen unterscheidet sich bereits deutlich, manchmal selbst im Ursprungsland erheblich. Eine Universitätsprofessorin aus der Großstadt und einen analphabetischen Bauern vom Land identisch zu behandeln, nur weil sie beide einen Migrationshintergrund aufweisen, würde wohl schief gehen (Klenger 2009).

3.8.3 Die Situation des Patienten

In einigen Punkten scheint sich die Situation von Migranten doch zu ähneln: Dem Bekannten und Vertrauten entrissen, erleben Betroffene die Gefühlstriade der Migration: Trauer, Schuld und Angst; mit allen dadurch entstehenden sozialen und persönlichen Belastungen. Selbst in Deutschland Geborene, werden oftmals noch in der dritten Generation als Ausländer bezeichnet, während sie im Ursprungsland die „Deutschen" sind.

Häufiger als deutsche Patienten fühlen sie sich von den Ärzten unverstanden[82] und verstehen umgekehrt selbst mit guten Deutschkenntnissen diese auch schlechter als vergleichbare deutsche Patienten.[83]

3.8.4 Die Situation des Arztes

Verständigungsprobleme, die aus dem Fehlen einer gemeinsamen Sprache resultieren, sind im ärztlichen Alltag oft eine zusätzliche Belastung. Der notwendige Mehraufwand widerspricht dem Wunsch nach Effektivität. Dabei bekommt ein neuer Aspekt eine wachsende Bedeutung: Die ärztliche Beweislast, dass ihre Patienten bei Aufklärungsgesprächen alles verstanden haben.[84]

3.8.5 Beziehung zwischen Arzt und Patient

Sprachprobleme sind nur die Spitze des Eisbergs der Kommunikationsschwierigkeiten.

Tiefer gehend ist, dass die Beteiligten meist ein grundlegend anderes Verständnis von Krankheit, dem Verhalten der Kranken und ihrer Umwelt haben.

Im Mittelmeerraum bedeutet „Krankheit" eine so umfassende Störung, dass Patienten möglichst aller Aktivitäten enthoben werden. Die aus diesem Versorgungs-

---

82 Während Deutsche beispielsweise fragen „Was habe ich?", fragen Türkischstämmige häufig: „Warum habe ich das?" Wer hierauf von seinem Arzt keine verständliche Antwort bekommt, verliert das Vertrauen in seinen Arzt - und geht zu einem anderen (Kamann 2014).

83 Selbst sehr gut deutsch sprechende türkischstämmige Patientinnen hat das Aufklärungsgespräch so verwirrt, dass sie nachher weniger über ihre Diagnose und Therapie wussten als vorher (Kamann 2014).

84 §630e Bürgerliches Gesetzbuch, Gesetz zur Verbesserung der Rechte von Patientinnen und Patienten.

verständnis entstehende 24-Stunden-Betreuung durch Angehörige kann Krankenhausmitarbeiter bei der Patientenversorgung einerseits entlasten, schließt aber beispielsweise gleichzeitig ihre Anwesenheit bei allen Behandlungen und Gesprächen mit ein und auch Art und Umfang von Krankenbesuchen unterscheidet sich deutlich.[85] So kann es auf den Stationen auch zu Konflikten, zum Beispiel bei der aktivierenden Pflege kommen.

Zwar gibt es in vereinzelten Krankenhäusern Angebote, um das Verständnis für andere Kulturen zu fördern, doch die Kulturvielfalt in Krankenhäusern macht ein Eingehen auf einzelne Merkmale nahezu unmöglich.

Als bestmögliche Alternative bietet sich daher ein kultursensibler Umgang mit Menschen unterschiedlicher Provenienz an. Kultursensibel bedeutet in diesem Zusammenhang: das Erkennen von Unterschieden zwischen dem Eigenen und dem Fremden – ohne zu urteilen und ohne die eigenen Werte oder das eigene Verhalten als besser oder richtiger einzuschätzen (Schoppenhorst u. Jünger 2010).

3.8.6 Und so geht es

Gespräch zwischen Herrn Dr. Frankenthal (Arzt)/Frau Dr. Eixleben (Ärztin) und Frau Yabanci (Patientin)	Anmerkungen
Guten Morgen Frau Yabanci. [Dr. Frankenthal gibt der Patientin nicht die Hand. Die Patientin schaut den Arzt scheu an und nickt.] *Frau Yabanci – spreche ich das richtig aus?* [Die Patientin nickt lächelnd.] *Frau Yabanci, was führt Sie zu uns?* Bauchschmerzen. [Lächelnd sagt Dr. Frankenthal:] *Yabanci ist ja kein typisch deutscher Name. Darf ich fragen, wo Sie aufgewachsen sind und welcher Religion Sie angehören?* In Deutschland und ich bin Muslima.	Vermeiden Sie im Zweifel möglichst sozialen Körperkontakt, mit dem Sie einige Menschen in Verlegenheit bringen könnten.[86] Nutzen Sie beispielsweise eine offene Frage (s. auch Kapitel 1.2.1), um einen Eindruck von den Deutschkenntnissen Ihrer Patienten zu erhalten. In diesem Beispiel hat Dr. Frankenthal damit wenig Erfolg. Bei Fragen zu möglicherweise kritischen Themen können Sie sich die Erlaubnis für die Frage holen: Darf ich fragen …? Fragen zur Kulturanamnese können für ein besseres Verständnis sehr hilfreich sein. Sie betonen jedoch auch die Unterschiede. Sie sollten die Fragetiefe daher sensibel abwägen.

---

85 Auch gesundheitlich stark eingeschränkte Patienten schildern, dass ein Besuchsverbot oder Besuchsbegrenzungen sie eher traurig als gesund machen (Ilkilic 2007).

86 Musliminnen ist es in ihrem Heimatland verboten, einem Mann die Hand zu reichen, dieses Verbot gilt auch für den Kontakt mit Nicht-Moslems. Geschieht dies trotzdem, dann nur aus Höflichkeit. Diese Geste ist ihnen aber höchst unangenehm und peinlich, vor allem aber Ehefrauen, deren Ehemänner anwesend sind. Deshalb sollten es Pflegende und Ärzte/Innen möglichst vermeiden, andersgeschlechtlichen Moslems die Hand zu reichen (Pattis 2006).

Gespräch zwischen Herrn Dr. Frankenthal (Arzt)/Frau Dr. Eixleben (Ärztin) und Frau Yabanci (Patientin)	Anmerkungen
Wäre es Ihnen lieber, wenn Sie gleich eine Kollegin untersucht?[87] [Frau Yabanci atmet vernehmlich aus.] Ja, bitte. *Gut. Es kann aber sein, dass Sie dann auf die Kollegin warten müssen.* Das macht nichts.	Einige Kulturen fordern eine rigide Geschlechtertrennung, so dass es im Zweifelsfall besser ist, wenn Krankenhausmitarbeiter des gleichen Geschlechts die Patienten betreuen. Wenn das schwierig oder unmöglich ist, sollte zumindest eine gleichgeschlechtliche Mitarbeiterin bei der Untersuchung anwesend sein.
[Die spätere Untersuchung mit Frau Dr. Eixleben] *Frau Yabanci, das hier ist eine Schmerzskala. 0 bedeutet, dass Sie keinerlei Schmerz spüren, 10 ist der für Sie schlimmste vorstellbare Schmerz.* [Die Patientin nickt.]	Nutzen Sie für ein gemeinsames Schmerzverständnis die visuelle Analogskala, da es kulturbedingte Unterschiede von Schmerzäußerungen und -empfinden geben kann.[88]
Frau Yabanci, der Grund für Ihre Beschwerden ist für uns noch nicht klar. Deshalb schlage ich vor, dass Sie zur Sicherheit einige Tage hier im Krankenhaus bleiben, damit wir die Ursache finden. Ist das für Sie in Ordnung? Ja.	Sind Sie sicher, dass Ihre Patienten die Ziele der Behandlung verstehen und mit ihnen einverstanden sind? Wenn nicht, sollten Sie sich um professionelle Dolmetscher bemühen.[89]

---

87 Muslime sollten mit fremden Menschen anderen Geschlechts keinen Körperkontakt haben. Daher empfiehlt es sich, dass muslimische Patienten möglichst von Ärzten und Pflegenden des gleichen Geschlechts untersucht und behandelt werden.

88 Eine Pflegende beobachtet, dass der Patient seine Schmerzen immer dann expressiv äußert, wenn seine Familienangehörigen zu Besuch kommen. Kaum sind diese jedoch nach Hause gegangen, kann er recht gut mit seinen Schmerzen umgehen. Die Pflegende ärgert sich darüber, dass der Patient vor seinen Angehörigen so ein "Theater" macht. Eine Kollegin, welche aus dem gleichen Herkunftsland wie der Patient stammt, erklärt ihr, dass dieses Verhalten bei ihnen normal sei. Der Patient dürfe seine Schmerzen der Familie offen mitteilen, das würde bei ihnen nicht als Gejammer betrachtet. Durch diese Schmerzäußerungen würde er auch die entsprechende Zuwendung erhalten (Pattis 2006).

89 In schwierigen Fällen ist ein professioneller Dolmetscher hilfreicher, als Verwandte oder Zufallsdolmetscher. Profis berücksichtigen beispielsweise, dass einige Themen eher schambesetzt sind, was besonders bei Familienangehörigen eine Barriere sein kann. Im Zweifelsfall können Sie überlegen, ob Bekannte bei einigen Themen mit der Übersetzung hilfreicher sein können, als enge Angehörige (Kilcher 2003). „Der Einsatz von zweisprachigem Personal ist problematisch, da die Betreffenden oft wenig Zeit haben – da sie bei ihrer Arbeit gestört würden und bei schwierigen Übersetzungen nicht zuletzt auch rechtlich in eine unzumutbare Situation gebracht werden können."

Gespräch zwischen Herrn Dr. Frankenthal (Arzt)/Frau Dr. Eixleben (Ärztin) und Frau Yabanci (Patientin)	Anmerkungen
Ich würde Ihnen für die Zeit gerne zwei Medikamente aufschreiben. Gibt es etwas, dass ich dabei beachten sollte? Momentan ist unser Fastenmonat Ramadan. Tagsüber darf ich nichts essen und trinken. *Sie können die Tabletten auch abends nehmen. Noch etwas, was ich beachten sollte?* Ist in den Tabletten Gelatine? Schweinefleisch ist für uns verboten. *Das werde ich gleich nachprüfen.* *Es wäre gut, wenn Sie tagsüber 2–3 Liter trinken. Geht das?* Nicht während des Ramadans. Der dauert noch 2 Wochen. *Können wir Ihnen Flüssigkeit über eine Infusion geben?* Das möchte ich nicht. *Sie nehmen die Fastenzeit sehr ernst, ja?* Schon. Ich will aber auch keinen Ärger zu Hause – ich komme aus einer sehr religiösen Familie.	Im Sinne der Therapietreue ist es für Sie wichtig zu erfahren, ob es religiöse Pflichten oder Speisevorschriften gibt, die mit den therapeutischen Maßnahmen in Widerspruch stehen. In schwierigen Fällen können Sie auch den örtlichen Iman (Vorbeter) um Vermittlung bitten, da der Islam z. B. bei Kranken durchaus Ausnahmen zulässt.[90] Seien Sie empathisch und zeigen Sie Verständnis für die Beweggründe Ihrer Patienten. So schaffen Sie Nähe und Vertrauen. Das bedeutet nicht, dass Sie automatisch mit ihnen einverstanden sein müssen. Empathie ist vielmehr ein Zeichen des Respekts vor einer anderen Auffassung. Nur so erfahren Sie – wie in dem Beispiel, dass bei wichtigen Entscheidungen die Meinung der Familie für die Patientin sehr wichtig ist.

3.8.7 Patienten mit Migrationshintergrund – Zusammenfassung

Akzeptieren Sie Unterschiede und begegnen Sie anderen Kulturen vorsichtig neugierig. Bei kulturellen Unterschieden geht es nicht um richtig oder falsch.

Kulturanamnese

- Lebensgeschichte: Aus welchem Land stammt der/die Patient/in?
- Religion: Welche Religion hat der Patient? Lebt er/sie aktiv?
- Kommunikation: Was ist die Muttersprache? Spricht er weitere Sprachen?
- Ernährung: Gibt es besondere Essgewohnheiten? Z. B. kein Fleisch oder kein Schweinefleisch?

---

[90] Für jeden Moslem ist das 30-tägige Fasten im Monat Ramadan verpflichtend. Entsprechend den Gesetzen des Islam sind Kinder unter 12 Jahren, Kranke, Reisende, Menstruierende und Wöchnerinnen vom Fasten ausgenommen. Es kann aber trotzdem vorkommen, dass Patienten während des Ramadan auch im Krankenhaus fasten wollen. Es kommt immer wieder vor, dass Patienten tagsüber die Einnahme von Medikamenten verweigern. Dann kann die Vermittlung durch einen Iman sehr hilfreich sein.

- Schmerz: Wie stark ist der Schmerz auf der visuellen Analogskala?
- Durch Zuhören die Situation des Patienten verstehen zu wollen, ist oft hilfreicher als Kenntnisse des kulturellen Hintergrundes.

Männer und Frauen

- Untersuchungen und Behandlung möglichst durch Mitarbeiter/in des gleichen Geschlechts.
- Ansonsten sollten gleichgeschlechtliche Mitarbeiter zumindest währenddessen anwesend sein.
- Manche Untersuchungen könnten durchgeführt werden, wenn die Patientin z. B. ein offenes weites Hemd trägt und nur jeweils Teile des Körpers entblößt.

Kommunikation

- Sprechen Sie deutlich, langsam und mit Blickkontakt. Beachten Sie besonders die Mimik und die Gestik des Patienten.
- Nutzen Sie eine einfache Sprache und kurze Sätze. Vermeiden Sie Fachbegriffe.
- „Wie nennt man die Beschwerde in der Muttersprache?" gibt oft wertvolle Hinweise.
- Was hat nach Ansicht des Patienten die Beschwerden verursacht?
- Machen Sie Zeichnungen, nutzen Sie Bilder.
- Haben Sie ein Wörterbuch zur Hand.
- Lokalisieren Sie diffuse Beschwerden mit dem Anatomieatlas gemeinsam.
- Bei schambesetzten Themen können Bekannte oder Freunde manchmal offener übersetzen, als Familienangehörige.
- Sorgen Sie bei schwierigen Themen für einen professionellen Dolmetscher.

Bei Konflikten

- Beschreiben Sie das Problem möglichst klar und sachlich.
- Finden Sie Ihren Anteil an dem Problem. Messen Sie vielleicht mit ihren (kulturellen) Wertvorstellungen?

3.9 Das Gespräch mit Patienten und Angehörigen

3.9.1 Lernziele

Sie erkennen die Bedeutung wirksamer Angehörigengespräche und lernen sie, richtungsweisend zu gestalten.

3.9.2 Die Situation des Arztes

Ärzte gestalten die Beziehung zu ihren Patienten meist sehr bedacht und zielorientiert. Angehörige tauchen in ihrer Wahrnehmung oft nur peripher und passiv auf. Informierte (egal, ob gut oder schlecht Informierte), Fragen stellende oder kritische Angehörige werden von den Mitarbeitern oft als Störfaktor wahrgenommen – und unbewusst auch oft so behandelt. „Man sieht einen die Klinikflure entlangeilenden Arzt/Pflegenden, an dessen Seite ein mithastender Angehöriger eine fragmentierte kaum verständliche Information abbekommt, die ihn mehr verstört als stabilisiert." (Geisler 2007).

Ins Bewusstsein der Krankenhausmitarbeiter treten Angehörige, oft völlig überraschend, wenn sie sich beschweren; meist schriftlich und nicht selten über ihren Anwalt.

Die meisten Beschwerden beziehen sich dann auf mangelnde oder fehlende Kommunikation oder sie hätten sich mit einer guten Kommunikation vermeiden lassen (s. auch Kapitel 2.7).

3.9.3 Die Situation der Patienten und Angehörigen

Während Ärzte die Beziehung zu ihren Patienten eher als dyadisch und nach außen abgegrenzt betrachten (Geisler 2007), definieren Patienten und Angehörige die Beziehung triadisch: Patient, Angehörige und „Dritte" (Mitzkat 2007). „Dritter" kann dabei der Arzt aber auch jeder andere im Gesundheitssystem Beteiligte sein. Dieses Verständnis ist wenig verwunderlich: Während Ärzte mit den einzelnen Patienten am Tag nur wenige Minuten verbringen, blicken die Angehörigen auf eine lebenslange Beziehung mit den Patienten zurück. Wenn diese Beziehung jedoch bereits vor dem Krankenhausaufenthalt gestört war, wird die Situation für alle Involvierten besonders anspruchsvoll.

Ärzte sollten deshalb auch die Beziehung zu Angehörigen bewusst gestalten, indem sie
– sie gut informieren und möglichst in den Heilungsprozess integrieren,
– unnötige Konflikte und Beschwerden vermeiden.

3.9.4 Und so geht's. Gleichzeitig: Gespräche mit Angehörigen – Zusammenfassung

– Stimmen Sie mit dem Patienten ab, worüber Sie die Angehörigen informieren dürfen.
– Sagen Sie den Angehörigen offen, wenn Sie bestimmte Auskünfte nicht geben dürfen.

- Stimmen Sie sich mit dem Behandlungsteam ab, mit welchen Formulierungen Angehörige informiert werden sollen. Missverständliche oder widersprüchliche Aussagen verschiedener Ansprechpartner erzeugen Angst, Unsicherheit, Misstrauen und unter Umständen auch Aggression.
- Bedenken Sie, dass oft nicht nur das Leben des Familienmitglieds bedroht ist, sondern dass unter Umständen auch ganze Lebenskonzepte zusammenbrechen.
- Nehmen Sie sich besonders am Anfang des Krankenhausaufenthaltes Zeit für die Gespräche mit Angehörigen um über den Zustand, therapeutische Maßnahmen und die Prognose zu sprechen.
- Sagen Sie offen, zu welchen Zeiten Sie oder andere Ärzte mehr oder kaum Gelegenheit für Gespräche haben.
- Sagen Sie am Anfang eines Gesprächs immer, wie viel Zeit Sie jetzt für das Gespräch bieten können und verabreden Sie unter Umständen einen festen Gesprächstermin.
- Halten Sie Gesprächstermine verlässlich ein. Sollten Sie einen Termin nicht einhalten können, bitten Sie ein Teammitglied den Betreffenden frühzeitig (!) Bescheid zu geben. Schlagen Sie dann möglichst schon ein, zwei Ausweichtermine vor. Oft ist es für die Angehörigen einfacher, einen Telefontermin zu vereinbaren, statt noch einmal ins Krankenhaus zu kommen.
- Gespräche, die länger als eine Minute dauern, sollten Sie nicht auf dem Flur führen. Bieten Sie stattdessen an, sich an einen ruhigen Platz zu setzen. Der Weg dorthin kostet Sie wenig Zeit, vermittelt aber, dass Sie die Belange der Angehörigen wichtig nehmen.
- Wenn regelmäßig mehrere Angehörige Informationen von Ihnen möchten, können Sie versuchen einen „Angehörigensprecher" zu etablieren, der die anderen informiert.
- Beziehen Sie bei Konflikten in der Familie keine Stellung.
- Urteilen Sie nicht über diejenigen, die nur selten kommen oder wenig Zeit mitbringen. Sie kennen die Situation nicht.

3.10 Der aggressive und provokante Patient

3.10.1 Lernziele

Sie lernen Strategien professionell und deeskalierend auf Provokationen und Angriffe zu reagieren.

Es ist 19 Uhr. Anna Griff wartet seit einer Stunde mit ihrem 5-jährigen Sohn Niklas in der Notaufnahme auf einen Arzt. Seit Niklas heute beim Fußballtraining mit einem anderen Jungen zusammengestoßen ist, hat er immer wieder Nasenbluten und klagt über Kopfschmerzen. Sie möchte, dass ein Arzt einen kurzen Blick auf Niklas wirft und ihr einen Tipp gegen das Nasenbluten gibt. Seit ihr Mann vor einer Stunde zur Spätschicht ging, ist ihre 8-jährige Tochter allein zu Hause, hatte noch kein Abendessen und soll um acht im Bett sein, weil sie sonst Morgen unausstehlich wird. Sie sieht Frau Dr. Frankenthal mit einem Kaffee in die Notaufnahme kommen.

„Ich verlange, dass Sie jetzt sofort nach meinem Sohn schauen. Ich warte hier schon eine Ewigkeit. Ich dachte, das ist hier ein Krankenhaus. Hier im Wartezimmer könnten Menschen sterben und Sie würden es mit Ihrem Kaffee nicht einmal merken. Bestimmt ginge es schneller, wenn wir Privatpatienten wären."

Der Angriff kommt für Frau Dr. Frankenthal vollkommen überraschend.[91] Da sie gerade aus einer ungeplanten OP kommt, ist sie für Wartezeit in der Notaufnahme nicht verantwortlich. Sie findet das Verhalten der Mutter unangemessen und ungehörig.

Am liebsten würde sie der Mutter sagen, dass eine Notaufnahme für Notfälle da ist. Nasenbluten ist eine Bagatelle, die jede Mutter alleine in den Griff bekommen sollte. Nach einschlägigen Triagekriterien ist eine lange Wartezeit in solchen Fällen übrigens unbedenklich.

Soll Frau Dr. Frankenthal der Mutter sagen, dass sie eigentlich schon lange Feierabend hat und nur ihretwegen heute wieder nicht mit der Familie zu Abend essen wird? Dass sie hundemüde ist und sich deswegen auf dem Weg einen Kaffee geholt hat?

Und dass es bei Privatpatienten schneller ginge, ist eine Frechheit. Schließlich ist Frau Dr. Frankenthal ein erklärter Gegner jeder Zweiklassenmedizin.

---

91 97 % der befragten Kinderärzte hatten bereits Erfahrungen mit aggressivem Verhalten der Eltern gemacht. 37 % ein bis zwei Mal im Jahr, 50 % ein bis zwei Mal im Monat und 12 % ein bis zwei Mal pro Woche. 80 % wurden bereits verbal bedroht, 20 % mit Gewaltandrohungen konfrontiert. 2 % wurden tätlich angegriffen (Kölfen 2013).

Die Mutter empfindet die Situation bedrohlich (sonst wäre sie nicht in die Notaufnahme gekommen) und unausweichlich (sie kann nicht stattdessen morgen kommen). Ihre Hilflosigkeit macht sie wütend, und sie versucht, durch die direkte Ansprache der Ärztin wieder Kontrolle über ihre Situation zu bekommen.

Dr. Frankenthal ist sich einerseits über die Lage der Mutter im Klaren, andererseits ist sie angespannt und müde.

Sie möchte in ihrer Rolle Ärztin auch Verständnis für Patienten und Angehörige zeigen und sich von ihren persönlichen Bedürfnissen möglichst distanzieren.

3.10.5 Und so geht's

Gespräch zwischen Frau Dr. Frankenthal (Arzt) und Frau Griff (Mutter des Patienten)	Anmerkungen
[Frau Dr. Frankenthal geht auf die Mutter des Patienten zu, gibt ihr die Hand und stellt sich vor.] *Guten Abend. Mein Name ist Dr. Frankenthal und ich werde mich um Sie und Ihren Sohn kümmern. Es tut mir leid[92], dass Sie warten mussten – ich bin direkt aus einer Not-OP zu Ihnen gekommen.*	Ignorieren Sie eine Provokation oder einen persönlichen Angriff möglichst erst einmal. Bleiben Sie stattdessen betont freundlich zugewandt. Nach einem kurzen Zögern wird Ihr Gegenüber meist deutlich freundlicher.[93]
Das ist mir vollkommen egal, ob Sie einen Notfall hatten. Mein Sohn könnte schließlich auch ein Notfall sein. Ich habe Kinder zu Hause zu versorgen und Sie trinken hier Kaffee. *Ich verstehe, dass Sie sich Sorgen machen und dass Sie bereits lange gewartet haben. Ich möchte mir eben die Akte holen und mir dann Ihren Sohn ansehen. Gehen Sie doch bitte schon einmal in den Untersuchungsraum.*	Mit Ihrer empathischen Reaktion zeigen Sie, dass Sie die Gefühle Ihres Gegenübers erkannt haben – somit gibt es keinen Grund mehr, sie Ihnen weiterhin deutlich zu machen. So können Sie beispielsweise über das ausdrückliche Ansprechen der Sorgen Ihres Gegenübers das Gespräch versachlichen. Mit einem Ortswechsel verändern Sie die Situation und machen auch symbolisch deutlich, dass sich die Situation verändert.

---

92 „Es tut mir leid." ist für Dr. Frankenthal ein Zeichen ihrer Empathie oder ihres Mitgefühls. Es bedeutet für sie weder, dass sie für die Situation verantwortlich ist, noch hat sie das Gefühl, dass sie um Entschuldigung bitten sollte.

93 Verunsicherte Menschen neigen dazu das Verhalten anderer zu imitieren. Dieser Neigung widersteht Dr. Frankenthal bewusst und ist mit ihrem freundlichen Verhalten stattdessen Modell für die Mutter. Obwohl diese Strategie in den allermeisten Fällen funktioniert, reagiert diese Mutter nicht darauf.

Gespräch zwischen Frau Dr. Frankenthal (Arzt) und Frau Griff (Mutter des Patienten)	Anmerkungen
Das gibt's doch nicht. Mein Sohn sitzt hier blutend, und Sie wollen sich erst eine Akte holen? Was für eine Ärztin sind Sie eigentlich? Gibt's denn hier keine richtigen Ärzte? *Ich verstehe[94] wirklich, dass die Situation schwierig für Sie ist, doch ich bitte Sie auch zu verstehen, dass ich einige Informationen aus der Krankenakte brauche.*	Patienten sind eher bereit Verständnis für Ihre Situation zu zeigen, wenn Sie vorher Verständnis für sie gezeigt haben.
Das ist ja wieder typisch für dieses Haus. *Was genau ist typisch für dieses Haus?* Dass hier immer alles schriftlich festgehalten wird. Eine Freundin von mir arbeitet auch hier und erzählt, dass sie ständig alles dokumentieren muss. *Ja, diese Dokumentation ist für uns alle lästig, doch dazu sind alle Krankenhäuser gesetzlich verpflichtet. Ich hole eben die Akte.* Und dann kommt ein echter Arzt, ja? [Dr. Frankenthal bleibt stehen, dreht sich um und geht wieder auf die Mutter zu.]	Die freundliche Gegenfrage ist eine sehr hilfreiche Strategie, um auf provozierende Verallgemeinerungen zu reagieren. Sie fordert den Anderen auf, den Angriff zu konkretisieren und damit zu versachlichen. Es ist wichtig, dass Sie dabei freundlich-interessiert klingen. Wenn Sie erkennen, dass ein Konflikt unausweichlich ist, bietet sich an etwas (!) auf den anderen zuzugehen. Damit demonstrieren Sie, dass Sie den Konflikt nicht scheuen. Oftmals beschwichtigt Ihr Gegenüber dann.
Ich bin mir nicht sicher, ob Sie mir als Ärztin vertrauen wollen. Wenn Sie möchten, versuchen wir einen anderen Arzt zu finden, der Ihren Sohn untersucht. Ich schlage vor, dass Sie sich das überlegen, bis ich gleich wieder da bin.	Benennen Sie dann den Konflikt offen und weisen Sie dann auf die möglichen Lösungsmöglichkeiten hin. Zwar ist eine Unterbrechung oder Gesprächspause formal ein kleiner Akt, psychologisch jedoch hoch wirksam. Das gilt auch, wenn Sie sich entschließen, das Gespräch an einen anderen zu übergeben.

---

94 Dr. Frankenthal sagt, dass sie versteht, dass die Situation schwierig ist für die Mutter. Sie meint damit: Ich habe es verstanden. Sie sagt damit nicht, dass sie mit dem Verhalten einverstanden ist oder das Verhalten für angemessen hält.

Gespräch zwischen Frau Dr. Frankenthal (Arzt) und Frau Griff (Mutter des Patienten)	Anmerkungen
[Während Dr. Frankenthal sich umdreht, sagt die Mutter] Blöde Kuh. [Die Ärztin dreht sich zur Mutter um und schaut ihr in die Augen] *Stopp. Wie gesagt: Wir helfen Ihnen hier gerne, wenn Sie sich an gewisse Regeln halten. Da ich mir sicher bin, dass Ihr Sohn keine schwerwiegende Verletzung hat, würde ich Ihnen sonst vielleicht anbieten, in ein anderes Krankenhaus zu gehen.*[95]	Der klare Blickkontakt betont die Bedeutung des Folgenden. Ein lautes „Stopp" wirkt oft erstaunlich gut, da es viele Angesprochene dazu bringt ihr bisheriges Verhalten zu unterbrechen. Weisen Sie immer auf das positive Ziel (hier: „Wir helfen Ihnen gerne, wenn Sie sich an die Regeln halten."). Drohungen wie „Wenn Sie mich weiter beleidigen, dann ..." richten die Aufmerksamkeit des Angesprochenen auf die Beleidigung – und machen sie dadurch etwas wahrscheinlicher[96] (s. auch Kapitel 1.1.4 und 1.1.5). Als Mitarbeiter der Notaufnahme sollten Sie sich frühzeitig mit den Regeln und Möglichkeiten vertraut machen, die bei Ihnen im Krankenhaus in solchen Fällen gelten.
[Frau Griff entscheidet sich, zu bleiben. Dr. Frankenthal untersucht Niklas, findet keine Anzeichen für eine Gehirnerschütterung und gibt der Mutter Hinweise, wie sie die Nasenblutung stoppen kann.] *Dann haben wir aus meiner Sicht alles erledigt. Ich hatte vorhin den Eindruck, dass Sie sich sehr in die Enge gedrängt gefühlt haben.* Ja, stimmt schon. Zuhause wartet die Tochter, und hier blutet mein Sohn. Das war einfach zu viel. Bitte entschuldigen Sie, das ist sonst gar nicht meine Art.	Wenn sie sich beruhigt haben, sollten Sie ausfällig gewordenen Patienten anbieten, über ihr Verhalten zu sprechen. Denn oftmals schämen sich die Betroffenen anschließend. Ein kurzes abschließendes Gespräch führt meist zu einem versöhnlichen Abschluss.

3.10.6 Der aggressive und provokante Patient – Zusammenfassung

Provokationen

Die ersten Provokationen sollten Sie möglichst überhören. Ihre freundliche/höfliche Reaktion wirkt meist deeskalierend und ansteckend.

Antworten Sie mit einer freundlich-interessierten Gegenfrage, z. B. „Wie kommen Sie darauf?" oder „Warum sagen Sie das?" Damit fordern Sie auf, die Provokation zu konkretisieren und damit zu versachlichen.

---

95 Drohungen wirken schnell kontraproduktiv, wenn sie etwas ankündigen, das nicht eintrifft. Mit Formulierungen wie „Es könnte sonst sein, dass ..." oder „Ich hätte sonst die Möglichkeit ..." halten Sie sich die Möglichkeit offen ohne sich unter Zugzwang zu setzen.

96 Beispielsweise auch nicht: „Schreien Sie mich nicht so an!", sondern besser: „Bitte sprechen Sie etwas leiser."

Ortswechsel

Schlagen Sie möglichst einen Raumwechsel vor. Räumliche Veränderung führt oft zu anderem Verhalten. Zudem ordnet sich ihr Gegenüber unbewusst Ihrer Führungsrolle unter, indem er Ihnen folgt.

Emotional

Sagen Sie, dass Sie die Aufregung oder den Ärger des Anderen verstehen (Empathie).

Möchten Sie, dass der Andere sich Mühe gibt Ihre Situation zu verstehen? Dann geben Sie sich Mühe, seine Situation zu verstehen.

Situation unterbrechen

In schwierigen Fällen können Sie eine Gesprächspause oder die Übergabe des Gesprächs an einen Kollegen vorschlagen.

Grenzen setzen

Ein lautes „Stopp" mit einer abwehrenden Handbewegung und einem klaren Blickkontakt führt meist dazu, dass Angesprochene ihr bisheriges Verhalten unterbrechen.

Lösungen statt Konsequenzen

Bieten Sie Angreifern positive Konsequenzen an, wenn sie ihr Verhalten ändern. Drohen Sie möglichst nicht mit Sanktionen. „Ich helfe Ihnen gerne, wenn ..."

Abschließend

Nachdem die Situation sich beruhigt hat, kann es sinnvoll sein, kurz mit dem Betreffenden über die Situation zu sprechen. Mit einer zugewandten, verständnisvollen Reaktion reduzieren Sie das Schamgefühl und ermöglichen einen versöhnlichen Abschluss.

Unterstützung

Wenn Sie befürchten, dass Patienten körperliche Gewalt anwenden, rufen Sie andere Mitarbeiter oder ggf. die Polizei dazu. Vermeiden Sie, dass der Patient von mehreren Personen gleichzeitig angesprochen wird. Das könnte seine Angst verstärken und zu weiteren unkontrollierten Reaktionen führen.

Stimmen Sie mit den Verantwortlichen ab, wann Sie vom Hausrecht Gebrauch machen dürfen.

3.11 Der demente Patient

3.11.1 Lernziele

Sie
– bekommen einen Einblick in die Situation betroffener demenziell erkrankter Patienten.
– lernen Strategien kennen, wie Sie mit demenziell Erkrankten umgehen können.

3.11.2 Die Situation – Allgemein

Etwa 1,2 Millionen Deutsche leiden an Demenz. Sie betrifft etwa Einen von Hundert im Alter von 65 bis 69, ab 90 Jahren trifft es etwa jeden Dritten.[97]

Zuerst lässt das Kurzzeitgedächtnis nach. Anfangs fehlen nur die richtigen Worte und die Orientierung wird schlechter, was Betroffene in diesem Stadium oft bagatellisieren. Später vergessen sie Namen, erkennen ihre Angehörigen nicht mehr und verlieren zuletzt die Kontrolle über körperliche Funktionen.[98]

3.11.3 Die Situation des Patienten

Die Diagnose ist für die Betroffenen und ihre Angehörigen ein großer Schock. Vor allem bei Partnerschaften bricht eine gemeinsame Lebensplanung zusammen.

---

97 Sollte kein Durchbruch bei Prävention und Therapie gelingen, wird sich die Krankenzahl laut Alzheimer Gesellschaft bis 2050 allein in Deutschland auf etwa 2,6 Millionen erhöhen (Deutsche Alzheimer Gesellschaft, 9/2012).
98 Nicht jeder Patient, der desorientiert wirkt, ist demenziell erkrankt. Ein Krankenhausaufenthalt ist für die meisten älteren Patienten eine wesentlich größere Belastung als für jüngere. Sie werden aus ihrer gewohnten Umgebung und geübten Ritualen gerissen und finden sich in einer Situation wieder, deren Regeln sie in der Kürze kaum erfassen können. Ihre Schwerhörigkeit, Sehbeeinträchtigung und Gedächtnisstörung behindert sie beispielsweise, sich die Namen der Ärzte und Pflegenden zu merken. Die so aus dem Mangel an menschlichen Kontakten entstehende depressive Verstimmung lässt fälschlicherweise auf eingeschränkte intellektuelle Fähigkeiten schließen. Sie kann jedoch auch das Ergebnis geistiger Unterforderung sein.

3.11.4 Die Situation des Arztes

Für die Krankenhausmitarbeiter sind vor allem die ausschweifenden Monologe und die sich wiederholenden Gesprächsinhalte strapazierend, da die dafür notwendige Zeit im Krankenhausalltag meist fehlt.

3.11.5 Beziehung zwischen Arzt und Patient

Bemerken die Patienten die Ungeduld, den Unmut oder die Langeweile ihrer Gesprächspartner, versuchen sie, entweder Nähe zu schaffen, indem sie beispielsweise mehr von sich erzählen, oder sie ziehen sich gekränkt zurück.

Ärzte können diese Patienten kaum heilen, doch sie können dafür sorgen, dass ihre Begegnungen zu einem positiven Erlebnis für den Patienten und den Arzt werden.

3.11.6 Und so geht's

Gespräch zwischen Frau Dr. Jakob (Arzt) und Frau Nyhm (Patientin)	Anmerkungen
[Frau Dr. Jakob tritt vor das Bett der Patientin und bleibt dort einige Sekunden stehen.] *Guten Morgen Frau Nyhm.*	Nähern Sie sich Ihren dementen Patienten möglichst von vorn, so dass sie einen Augenblick länger Zeit haben, sich auf Sie einzustellen.
Frau Nyhm – ich bin Dr. Jakob, ihre Ärztin auf dieser Station. Ja, weiß ich doch, Frau Doktor. *Schön, Frau Nyhm.* [Die Ärztin nimmt sich den Stuhl, der neben dem Bett steht. Dann nimmt sie die Hand der Patientin in ihre Hände und lächelt sie an.] *Frau Nyhm, wie war das Frühstück?* Ja, ein Frühstück wäre jetzt schön. Und ein Kaffee bitte. *Sie möchten Frühstücken?* Ja, mit Milch und Zucker. *In Ordnung. Den Kaffee mögen Sie mit Milch und Zucker.* Ja, sonst ist der zu bitter.	Geben Sie dementen Patienten die Gelegenheit, sich an Sie und Ihren Namen zu erinnern. Nutzen Sie nur einfache und eindeutige Gesten. Wo es angemessen scheint, sollten Sie Patienten berühren, da körperlicher Kontakt Nähe schafft und stärkt. Beginnen Sie das Gespräch möglichst mit etwas Alltäglichem, das eine Beziehung zu der aktuellen Situation hat. Lassen Sie sich auf die Wirklichkeit Ihrer Patienten ein. Mit ihnen zu diskutieren oder sie zu korrigieren wäre zwecklos und Sie würden Ihre Patienten damit lediglich verunsichern.

Gespräch zwischen Frau Dr. Jakob (Arzt) und Frau Nyhm (Patientin)	Anmerkungen
Frau Nyhm, ich möchte mich mit Ihnen unterhalten. [Pause.] *Sie werden nächste Woche entlassen.* [Pause.] *Ich möchte mit Ihnen darüber sprechen, wo sie dann wohnen, wenn wir Sie aus dem Krankenhaus entlassen.* Wo ich wohne? Sie sind ja lustig. Zuhause natürlich. Es muss sich ja jemand um das Vieh kümmern.	Bieten Sie eine möglichst einfache Gesprächsstruktur. Sprechen Sie in kurzen Sätzen, in denen Sie immer nur einen Inhalt vermitteln. Machen Sie nach jedem Satz eine deutliche Pause. Meist können Sie am Blickkontakt erkennen, ob Ihr Patient Sie verstanden hat.[99]
Ja richtig, das Vieh. Das wird ja bald in die Stadt gebracht. Gehen Sie denn dann mit? In die Stadt? Ja sicher, gehe ich mit, wenn meine Eltern mich lassen. *Frau Nyhm. Kommen Sie denn in dem Hotel allein zurecht – ohne ihre Eltern?* Ich vermisse meine Eltern so. Manchmal rufen Sie mich noch: „Anna – wo bist du?" Und ich weiß es dann nicht. *Ach Frau Nyhm – Sie fühlen sich gerade ganz allein, was?* [Die Patientin nickt – und weint. Dr. Jakob schaut sie kurz an, streichelt traurig ihre Hände und bleibt still neben ihr sitzen. Bald hört das Weinen auf.] [Anschließend fragt die Ärztin] *Geht es jetzt etwas besser?* [Anna Nyhm lächelt etwas, tätschelt ihre Hand und nickt leicht.] *Möchten Sie jetzt einen Kaffee, mit Milch und Zucker?* Sie nickt.	Versuchen Sie, Ihre Ziele in die Welt der dementen Patienten zu integrieren.[100] Versuchen Sie die Vorstellungen und Aussagen Ihrer Patienten mit Blick auf ihre aktuelle Situation zu verstehen. Zeigen Sie Verständnis für die gezeigten Gefühle, z. B. Traurigkeit. Akzeptieren Sie sie und versuchen Sie an dieser Stelle nicht zu trösten, zu belehren oder zu bagatellisieren. So kommen Sie in eine emotionale Beziehung zu den Betroffenen. Das stabilisiert sie und schafft eine echte persönliche Beziehung zwischen Ihnen. So helfen und stärken Sie Ihre Patienten. Die beste Basis dafür bietet Ihnen das Wissen um individuell-biographische Daten Ihrer Patienten.

99 Viele schauen beim Zuhören kurz weg, um sich ein inneres Bild des Gehörten zu machen und nicken dann, als Zeichen, dass sie verstanden haben. Ein eher starrer Blickkontakt des Zuhörers kann also ein Anzeichen sein, dass er die Information nicht verstanden hat. Es kann allerdings auch sein, dass er die Information schon kannte.

100 Wenn Patienten beispielsweise davon berichten, dass Sie nicht mit Ihnen mitkommen können, weil draußen Bomben fallen, können Sie vorschlagen, dass Sie sie zur Sicherheit in den Luftschutzraum begleiten – wo sie dann untersucht werden. Mehr zum Thema Notlügen im Umgang mit demenziell Erkrankten finden Sie z. B. im Buch von Svenja Sachweh „Spurenlesen im Sprachdschungel – Kommunikation und Verständigung mit demenzkranken Menschen".

3.11.7 Der demente Patient – Zusammenfassung

Rahmenbedingungen

- Versuchen Sie, feste Bezugspersonen zu bieten.
- Bieten Sie Patienten immer wieder die Gelegenheit, sich deren Namen zu merken.

Gesprächsrahmen

- Führen Sie die Gespräche möglichst morgens, wenn die Patienten kraftvoller sind.
- Ziehen Sie ggf. Vertraute wie Verwandte oder eine Pflegekraft als „Übersetzer" hinzu.
- Sind Hör- und Sehhilfen vorhanden?
- Ist der Patient entspannt? (War er zur Toilette, hat er gegessen etc.?)

Körpersprache

- Nähern Sie sich dem Patienten von vorne.
- Sprechen Sie auf Augenhöhe.
- Zeigen Sie eine eindeutige Mimik (Lächeln, verständnisvolles Nicken, ...)
- Vermeiden Sie abrupte Bewegungen.
- Fixieren Sie Patienten nicht mit Ihrem Blick.
- Nutzen Sie einfache und eindeutige Gesten.
- Berühren Sie Patienten, wenn es Ihnen angemessen scheint. Halten Sie beispielsweise die Hand, immer mit einem klaren Beginn und klarem Ende des Körperkontaktes.

Sub-verbale Aspekte

- Sprechen Sie mit warmer, beruhigender Stimme - nicht übertrieben laut. Sehr lautes Sprechen verschlechtert die Verstehbarkeit.
- Spiegeln Sie ggf. die Gefühle des Patienten („Ich sehe, Sie lächeln.").
- Lassen Sie sich Ärger oder Ungeduld nicht anhören.
- Versuchen Sie nicht, Patienten zu erziehen – nehmen Sie sie so an, wie sie jetzt sind.
- Verdrängt ein Patient seine Erkrankung, dann drängen Sie ihm keine Informationen auf.

Gesprächseinstieg

- Sprechen Sie Patienten mit Namen und ggf. Titel an.
- Stellen Sie sich deutlich vor, eventuell mehrfach.

- Was möchten Sie? (zum Beispiel: „Ich möchte mit Ihnen sprechen.")
- Beginnen Sie mit einfachen, sichtbaren Sachverhalten (Wetter, Gegenstand im Besprechungszimmer)

Gespräch klar strukturieren

- Sagen Sie deutlich, worüber Sie sprechen möchten.
- Sagen Sie das Wichtigste immer zuerst.
- Machen Sie nach wichtigen Aussagen eine deutliche Pause.
- Nennen Sie pro Satz möglichst nur eine Aussage.
- Lassen Sie nach Ihren Fragen ausreichend Zeit zum Nachdenken.
- Kündigen Sie Themenwechsel deutlich an.
- Bedenken Sie: Das Gespräch von Mensch zu Mensch, auch ohne sachliche Tiefe, stellt an sich schon einen Wert dar, der Patienten und Ihre Beziehung zu Ihnen stabilisiert.

Vermeiden Sie

- Infantilisierungen „Heben Sie mal das Beinchen."
- Pluralis majestatis: „Wie geht's uns denn?"
- Beides verstärkt das Gefühl der Unselbständigkeit und fördert regressive Tendenzen.
- Verharmlosung/Bagatellisierung. „Das ist halb so schlimm.", „Das kriegt fast jeder ältere Mensch." usw. Sie sind das Gegenteil einer empathischen Haltung und verhindern in aller Regel eine tragfähige Arzt-Patienten-Beziehung.
- Merkfähigkeitsprobleme verdeutlichen „Das haben Sie mir schon ein paar Mal erzählt", „Sie müssen doch wissen, ob Sie gestern ...".
- Unterbrechungen.
- Witze über Dinge, die älteren Menschen peinlich sein könnten.
- Eine überlegene, gönnerhafte Haltung.

3.12 Kinder als Patienten

3.12.1 Lernziele

- Sie lernen die für Kinder wichtigsten Angstauslöser im Krankenhaus kennen.
- Sie lernen Strategien, Eltern und Kinder auf den Krankenhausaufenthalt und auf Eingriffe vorzubereiten.
- Sie erfahren, welche Methoden Eingriffe für Kinder erträglicher machen.

Die fünfjährige Patientin Linda Schmerz kommt mit ihrer Mutter zum Aufklärungsgespräch vor einer Operation.

Wie alle Kinder ist Linda sehr neugierig und fragt ihre Eltern: „Was passiert im Krankenhaus? Was wird mit mir gemacht? Wie geht es mir anschließend? Werde ich allein sein?"

Um Linda nicht zu beunruhigen, haben die Eltern Lindas Fragen bisher schnell abgewiegelt. Doch die Unklarheit verstärkt Lindas Angst. Im Fernsehen hat sie gesehen, wie Soldaten in einem Zelt operiert wurden, vor Schmerzen schreiend. Wird sie auch in einem Zelt operiert, vielleicht weil man die schönen Zimmer nicht schmutzig machen will? Sie will nicht operiert werden. Sie will nicht ins Krankenhaus.

Das Verhalten der Eltern hat großen Einfluss auf die Angst der Kinder. Obwohl Eltern unbewusst die Angst ihrer Kinder (mit)erzeugen oder verstärken, konzentrieren sich die Versuche des Angstabbaus oft nur auf die Kinder.

Viele Kinder erzählen beispielsweise, dass ihnen vorher niemand gesagt hat, was im Krankenhaus mit ihnen passieren wird (Wennström 2008, Smith 2005). Grund ist vermutlich die Sorge der Eltern, ihren Kindern Angst zu machen, wenn sie mit ihnen über den Eingriff sprechen. Damit können sie jedoch auch das Gegenteil erzeugen: Weil die Kinder nicht wissen, was auf sie zukommt, nutzen Kinder unzuverlässige Quellen, die oftmals ihre Ängste verstärken (Wennström 2008).

Auch bei kleineren Eingriffen ist zu beobachten, wie sich oft das Verhalten von Krankenhausmitarbeitern und Angehörigen Sekunden vor dem Eingriff schlagartig verändert. Plötzlich versuchen alle zugleich die kleinen Patienten abzulenken. Der Vater winkt dann mit dem Stofftier und ruft „Schau mal der Hase.", die Schwester streichelt das Kind, während die Mutter plötzlich Geräusche von sich gibt, die ihre Tochter beruhigen sollen. Die spontane Änderung der Situation beunruhigt Kinder eher, da sie dramatisierend wirkt.

Kranke Kinder brauchen die Liebe und die Unterstützung ihrer Eltern noch mehr als sonst. Deshalb fällt es Eltern umso schwerer, im Krankenhaus loszulassen und das Wohlergehen ihres Kindes in die Hände der Krankenhausmitarbeiter zu geben. Im schlimmsten Fall kommt es dann zu einer überprotektiven Haltung, in der jeder Handgriff der Mitarbeiter beobachtet, kontrolliert und manchmal sogar protokolliert wird. Die Hilflosigkeit des Kindes bietet zudem eine Projektionsfläche für die Ängste und Sorgen der Eltern.

Je nach Temperament und Vorerfahrung des Kindes kann das Verhältnis zu Ärzten von freundlich-neugierig bis zu ängstlich-ablehnend variieren. Bei ängstlichen Kindern gibt es leider kaum Möglichkeiten, wie Ärzte die Angst schnell abbauen können. Es gibt jedoch Vieles, mit dem sie die Angst ihrer Patienten verstärken oder die Beziehung zu ihnen verschlechtern können.

Der Angstabbau bei Kindern beginnt bei einer guten Aufklärung der Eltern.

Als die Stationssekretärin mit der Mutter einen Termin zum Aufklärungsgespräch vereinbart, kündigt sie nach einer kurzen Erklärung am Telefon, ein vorbereitetes Schreiben an:

Sagen Sie Ihrem Kind schonend, doch ehrlich, was im Krankenhaus geschehen wird. Benennen Sie dabei auch bereits unangenehme Dinge, wie zum Beispiel eine Blutabnahme oder das Legen eines intravenösen Zugangs. Vielen Kindern hilft es, wenn sie die Situation vorher mit einem Spielzeug-Arztkoffer an Puppen oder Stofftieren durchspielen.

Es gibt auch schöne Bücher, die kindgerecht erklären, was im Krankenhaus gemacht wird, warum es wichtig ist, dort einige Tage zu bleiben – und am Wichtigsten: Wie schön es ist, wenn man hinterher wieder gesund ist. Eltern können bei uns gerne im Zimmer des Patienten übernachten. Sollten Sie zuhause noch ein anderes Kind versorgen, helfen viele Krankenkassen mit einer Haushaltshilfe.[101]

Beachten Sie bitte: Wenn Sie sich bei der Betreuung verausgaben, würden Sie Ihr Kind eher verunsichern. Sorgen Sie also rechtzeitig für Ihre Entlastung, gehen Sie beispielsweise hin und wieder spazieren oder schlafen Sie ab und zu eine Nacht zu Hause.

Haben Sie vorher die Gelegenheit, sich das Krankenhaus zusammen mit Ihrem Kind anzusehen? Für die meisten Kinder ist es angenehmer, in eine bekannte Umgebung zu kommen.

Kinder wissen intuitiv, welches Stofftier oder welches Spielzeug ihnen im Krankenhaus Trost spendet. Geben Sie Ihrem Kind auch eine Kleinigkeit von sich mit, ein Foto oder Ihr T-Shirt, mit dem es sich zusätzlich trösten kann.

Sollte sich Ihr Kind einmal gegen eine Untersuchung wehren: Bitte nicht schimpfen oder nicht drohen. Lassen Sie es zu, dass Ihr Kind vielleicht weint oder schreit. Das sind in dieser Situation ganz normale, gesunde Reaktionen. Am meisten helfen Sie Ihrem Kind, wenn Sie in diesem Moment Zuversicht und Vertrauen in Ihr Kind und in unsere Mitarbeiter zeigen.

Vor einer Operation oder einem Eingriff sollten Sie Ihr Kind möglichst mit Spielen oder Geschichten ablenken. Wenn Sie selbst sehr nervös sind, ist es wichtig, dass Sie sich das von Ihrem Kind nicht anmerken lassen.

---

101 Meist unterstützen die Krankenkassen die Familien mit einer Haushaltshilfe, z. B. wenn ein Kind unter zwölf Jahren zu Hause unversorgt bleibt. Manchmal können die Eltern auch Kinderpflege-Krankengeld beantragen.

Bei einer Operation können Sie bis zur Narkoseeinleitung und anschließend im Aufwachraum bei Ihrem Kind sein.[102] Bitte sprechen Sie das aber vorher mit dem verantwortlichen Arzt ab.

Ein kleiner Tipp noch „Wir gehen ins Krankenhaus!" klingt vertrauenserweckender als „Du musst ins Krankenhaus!"

Gespräch zwischen Herrn Dr. Czerny (Arzt) und Frau Schmerz und ihrer Tochter Linda (Patientin)	Anmerkungen
[Dr. Czerny geht in den Wartebereich um dort Frau Schmerz mit ihrer Tochter abzuholen.] *Guten Morgen Frau Schmerz, hallo Linda.* [Dr. Czerny lächelt Linda kurz an. Da Linda sich etwas hinter der Mutter versteckt, gibt er ihr weder die Hand, noch begibt er sich auf Augenhöhe.] *Kommen Sie bitte mit mir in Raum 1.*	Machen Sie sich früh ein erstes Bild über das Kind. Steht es dicht neben der Mutter? Sucht es Körperkontakt. Schaut es Sie an? Lassen Sie Kinder, besonders beim ersten Kontakt, autonom über Nähe und Distanz zu Ihnen entscheiden. Geben Sie ihnen Zeit die Situation in Ruhe zu erfassen.
[Im Untersuchungszimmer nimmt er hinter dem Schreibtisch Platz. Die Mutter setzt sich gegenüber und fordert Linda auf, sich neben sie zu setzen. Dr. Czerny beginnt das Aufklärungsgespräch mit der Mutter zu führen, welches Linda schnell langweilt. Sie schaut sich um und beginnt im Untersuchungszimmer umher zu gehen. Die Mutter versucht, Linda bei dem Gespräch im Blick zu halten. So kann sie sich nur schlecht auf das Gespräch konzentrieren.] Mutter: Jetzt setz dich mal vernünftig hin. *Ach, lassen Sie Linda sich doch umsehen.*	Manchmal ist es besser ein wenig Ablenkung zugunsten eines entspannteren Kindes in Kauf zu nehmen. Wenn Sie Verständnis für das Kind zeigen, kann das Ihr Arzt-Patienten-Verhältnis fördern.
Es ist ja auch sehr langweilig für dich, oder? [Linda schaut Dr. Czerny das erste Mal direkt an und nickt. Sie entdeckt einen Stoffhasen auf der Untersuchungsliege.] *Das ist Moppel, du kannst ihn gerne einmal nehmen.* [Linda holt sich das Stofftier.] *Weißt du, was das für ein Tier ist?* [Linda nickt.] *Und, was ist das für ein Tier?* Ein Hase. *Stimmt.*	Machen Sie mit offenen Fragen vorsichtige Gesprächsangebote, die Kinder auch mimisch beantworten können. Offene Fragen (siehe auch Kapitel 1.2.1) sind sicherlich eine wertvolle Methode stille Gesprächspartner zu aktivieren. Doch bei schüchternen Kindern stellen sie anfangs eher eine Hürde als eine Brücke dar, da sie sich zu einer längeren Antwort gedrängt fühlen. Bei schüchternen Kindern sollten Sie erst einige geschlossene Fragen stellen. Nutzen Sie offene Fragen erst, wenn eine gute Beziehung etabliert ist.

---

[102] In Studien wurde untersucht, ob es für Eltern und Kinder Vor- oder Nachteile hat, wenn Eltern bei der Narkoseeinleitung anwesend sind. Es wurden weder für Kinder noch für Eltern positive oder negative Wirkungen beobachtet (Yip 2009, Chundamala 2009).

Gespräch zwischen Herrn Dr. Czerny (Arzt) und Frau Schmerz und ihrer Tochter Linda (Patientin)	Anmerkungen
[Dr. Czerny setzt sich auf die Untersuchungsliege.] *Glaubst du, Moppel hätte Angst vor einer Operation?* [Linda nickt ernsthaft.]	Es kann hilfreich sein, Kindern anzubieten, ihre Gefühle auf Stofftiere oder Spielzeug zu projizieren.
Soll ich dir einmal zeigen, wie wir Moppel operieren würden? [Linda nickt heftig.]	
Wenn du möchtest, kannst du dich neben mich setzen. [Linda setzt sich neben Dr. Czerny.]	Dr. Czerny vermeidet möglichst Druck auf seine Patienten auszuüben. Wo immer möglich zeigt er ihnen verschiedene Entscheidungs-möglichkeiten auf. Das Gefühl die Situation steuern zu können steigert die Adhärenz von Patienten (s. auch Kapitel 3.3).
[Schritt für Schritt zeigt er den Eingriff von der Vorbereitung bis zur Entlassung anhand des Stofftiers. Linda stellt währenddessen immer mehr Fragen.]	
Was glaubst du: Was wünscht sich Moppel vor der Operation am meisten? Dass er nicht alleine ist. *Wer soll dich denn ins Krankenhaus begleiten?* Die Mama. *Und möchtest du auch ein Stofftier mitbringen?*[103] [Linda aufgeregt] Die Emma, die Emma! [Abschließend sagt Dr. Czerny] *Bei dir würden wir das genauso machen. Das hast du dir wahrscheinlich schon gedacht, oder?* Ja. *Möchtest du noch was zu der Operation wissen?* Nein.	Hilfreicher als die problemorientierte Frage nach der größten Angst[104] ist oftmals die lösungsorientierte Frage nach dem größten Wunsch, da sie die Aufmerksamkeit der Patienten auf das Angenehme, Gewünschte legt.

---

[103] Kinder sollten möglichst selbst wählen, welches Spielzeug oder Stofftier sie ins Krankenhaus nehmen.

[104] Der Gesprächsfokus Angst bringt Menschen aus hypnotherapeutischer Sicht in die „Angsttrance", aus der viele nur schwer wieder hinausfinden (Hülleman 2013).

Gespräch zwischen Herrn Dr. Czerny (Arzt) und Frau Schmerz und ihrer Tochter Linda (Patientin)	Anmerkungen
Linda, ich möchte dir jetzt gleich Blut abnehmen, damit wir wissen, welche Blutgruppe du hast. Möchtest du wissen, was du für eine Blutgruppe hast?[105] Ja! *In Ordnung. Soll ich dir währenddessen eine Geschichte erzählen oder möchtest du lieber alles genau sehen?* Lieber eine Geschichte. [Dr. Czerny erzählt, wie schwer es manchen Kindern fällt, die Kerzen des Geburtstagskuchens auszublasen.] *Kannst du Kerzen ausblasen?* Na klar. *Gut. Dann zeige mir mal, wie du mich auspusten würdest, wenn ich eine Kerze wäre.* [In dem Moment, als Linda fest und tief ausatmet sticht Dr. Czerny in das Ohrläppchen, um Blut zu entnehmen.]	Bei Eingriffen die für Patienten unangenehm oder schmerzhaft sind, sollten Sie sich möglichst setzen. Denn Patienten bewerten Eingriffe ein bis zwei Schmerzpunkte geringer, wenn der Behandler dabei sitzt (Esch 2011). Bieten Sie Kindern und anderen ängstlichen Patienten möglichst oft Wahlmöglichkeiten, hier zum Beispiel, ob sie zuschauen oder wegsehen möchten. Die meisten haben eine klare Vorstellung, was ihnen gut tut oder hilft. Tiefes Ausatmen reduziert das Schmerzempfinden (Herskowitz 1987). Auch die Einnahme von Fructose hebt die Schmerzschwelle an (Leitzmann 2003).

3.12.6 Kinder als Patienten – Zusammenfassung

Die wichtigsten Angstauslöser für Kinder sind:
– Sie wissen nicht, was auf sie zukommt.
– Sie haben davor Angst, allein zu sein.

Strategien zur Vorbereitung von Eltern und Kindern auf den Krankenhausaufenthalt und auf Eingriffe sind:

Die Vorbereitung

– Angstabbau der Kinder beginnt bei den Eltern.
– Die Eltern klären das Kind bereits zuhause schonend und ehrlich auf.
– Die Eltern spielen mit dem Kind die Situation vorher mit Puppen und Stofftieren durch.

---

105 Untersuchungen haben gezeigt, dass die Compliance um das Dreifache steigt, wenn die Betroffenen eine Begründung hören. Interessanterweise hat die Qualität der Begründung auf das Maß der Zustimmung keinen nennenswerten Einfluss. „Darf ich bitte einmal vor? Ich habe es eilig." (Langer 1999).

- Den Kindern Zeit geben, in der Situation „anzukommen".
- Bei verschlossenen Kindern erst geschlossene, dann offene Fragen stellen.
- Häufiges Hinweisen auf Wahlmöglichkeiten erhöht de Adhärenz (liegen oder sitzen, hinsehen oder wegschauen).
- Begründungen steigern die Compliance.
- Die natürliche Neugier von Kindern nutzen.
- Bei renitenten Kindern nicht drohen oder argumentieren.
- Folgende Methoden machen Eingriffe für Kinder erträglicher:
    - Das Sitzen des Arztes reduziert das Schmerzempfinden bei Patienten.
    - Kinder gezielt ausatmen oder schreien lassen, das reduziert ihr Schmerzempfinden.
    - Fructose hebt die Schmerzschwelle.
    - Patienten, deren Schmerzkurve langsam ausklingt, empfinden den Schmerz anschließend als geringer als bei einem abrupten Ende (Redelmeier 1996).

3.13 Die Beschwerde

3.13.1 Lernziele

- Sie lernen, wie Sie Beschwerden schnell und professionell bearbeiten können.
- Dabei lernen Sie emotionale Situationen frühzeitig zu deeskalieren.
- Sie erkennen, wie Sie in wenigen Minuten zu einer für beide Seiten zufriedenstellenden Lösung kommen.

3.13.2 Die Situation des Patienten

Montag, 8:30 Uhr. Martha Pfahl, 55 Jahre, kommt nach der Aufnahme auf die Station. Der Dickdarmtumor ist 5 Jahre nach der Therapie zurückgekehrt. Auf der Station erfährt sie, dass sie sich bitte noch etwas gedulden soll. Ihr Zimmer ist noch nicht fertig.

Sie nimmt auf einem Stuhl am Ende des Flurs Platz. Nach einer Stunde ist sie verunsichert und etwas gestresst. Als sie im Stationszimmer fragt „Entschuldigung, haben Sie mich vielleicht vergessen?" antwortet Schwester Julia genervt: „Ich habe Ihnen doch gesagt, dass Sie sich noch etwas gedulden müssen". Dann wendet sie sich wieder ihrer Kurve zu und lässt Frau Pfahl ohne weiteren Kommentar stehen.

Sich in ihr Schicksal fügend, geht Frau Pfahl zurück und wartet eine weitere Stunde, bis sie in ihr Zimmer gebracht wird.

Dort stellt sie fest, dass sie in ein Mehrbettzimmer soll. „Das geht auf gar keinen Fall! Ich habe doch extra am Freitag noch einmal angerufen und gesagt, dass ich unbedingt ein Einzelzimmer haben möchte."

„Sie müssen schon das hier nehmen. Ein anderes haben wir nämlich nicht, da wir am Wochenende einen Notfall bekommen haben. Wenn Sie ein Notfall wären, dann möchten Sie ja auch nicht auf dem Flur untergebracht werden, wenn es noch ein freies Zimmer gibt, oder?"

„Hören Sie mal, ich bin Privatpatientin. Wenn Sie trotz Reservierung kein Einzelzimmer für mich haben, dann gehe ich und beschwere mich bei der Geschäftsführung – und bei der Ärztekammer. Ich kenne meine Rechte."

„Das besprechen Sie am besten mit dem Arzt" rettet sich Schwester Julia aus der Situation.

3.13.3 Die Situation des Arztes

Dr. Jaspers hat eine anstrengende Operation hinter sich.

Zwar ist er auf dem Weg zur Visite, doch mit den Gedanken ist er noch bei dem letzten Patienten.

Martha Pfahl spricht ihn auf dem Flur erregt an: „Herr Doktor, ich muss unbedingt mit Ihnen sprechen. Ich habe Freitag ein Einzelzimmer zugesagt bekommen, und jetzt soll ich auf ein Zweibettzimmer. Das geht auf keinen Fall. Dann gehe ich wieder. Ehrlich."

Die Beschwerde kommt für ihn völlig unvorbereitet. Warum hat ihn keiner vorgewarnt?

3.13.4 Das Verhältnis zwischen Arzt und Patient

Für Martha Pfahl sind die Krankenhausmitarbeiter Stellvertreter für das Krankenhaus. Daher sind sie quasi mitverantwortlich für ihre Situation und damit die richtigen Ansprechpartner für ihre Beschwerde.

Viele so Angesprochene fühlen sich davon persönlich angegriffen.

3.13.5 Und so geht's

Gespräch zwischen Herrn Dr. Jaspers (Arzt) und Frau Pfahl (Patientin)	Anmerkungen
...und jetzt soll ich auf ein Zweibettzimmer. Das geht auf keinen Fall. Dann gehe ich wieder. Ehrlich. [Dr. Jaspers nickt kurz mit ernstem Blick.]	Zeigen Sie, am besten bereits mimisch, dass Sie die Bedeutung einer Beschwerde erfasst haben.
Lassen Sie uns am besten ins Arztzimmer gehen, da sind wir ungestört.	Führen Sie kritische Gespräche am besten ungestört und ohne Publikum.
Am Freitag hat Schwester Julia mir ein Einzelzimmer zugesagt, und jetzt soll ich auf ein Zweibettzimmer. Vorher habe ich ein paar Stunden unbemerkt auf dem Flur gewartet. Und als ich Schwester Julia angesprochen habe, hat sie mich angezickt, ich müsse halt noch warten. Und dann hat sie mich stehen gelassen wie ein kleines Kind. Das geht so nicht. Ich will das besprochene Einzelzimmer.	Die meisten Beschwerdeführer haben sich vorher genau überlegt, wie sie die Situation schildern wollen. Sie beruhigen sich bereits, wenn sie ihre Beschwerde zusammenhängend erzählen können. Eine Unterbrechung würde jedoch ihren Ärger steigern. Daher sollten Sie zuhören, ohne zu unterbrechen. Rechnen Sie damit, dass Patienten gleich mehrere kritische Punkte nennen. Meist ist der erste Punkt der maßgebliche. Die folgenden sollen die Hauptbeschwerde eher stützen und sind meist nebensächlich. Daher wäre nicht hilfreich, mit einem Nebenpunkt zu beginnen.
[Mit einem mitfühlenden Blick sagt Dr. Jaspers:] *Es tut mir leid, dass wir momentan kein freies Einzelzimmer für Sie haben, tut mir wirklich leid. Ich merke ja, dass Ihnen das sehr wichtig ist*[106]. [Als die Patientin merkt, dass der Arzt von ihrer Schilderung sichtlich betroffen ist, ist sie sicher, mit ihrer Beschwerde bei ihm gut aufgehoben zu sein.]	
Wir hatten am Wochenende einige Notaufnahmen, mit denen wir nicht rechnen konnten. Sie haben am Freitag angerufen, ja? Ja, genau. So gegen 11 Uhr habe ich mit Schwester Julia gesprochen.	Nach Ihrer emotionalen Reaktion „Ich verstehe Ihren Ärger" können Sie zur Sachebene wechseln. Fragen Sie so lange nach, bis Sie sicher sind, dass Sie die Situation und Sicht des Patienten ganz erfasst haben.
Wie kann sie mir denn ein Zimmer zusagen und es dann doch jemand anderem geben?	Patienten suchen bei Beschwerden oftmals einen Schuldigen. Da diese Suche meist aussichtslos und nicht lösungsorientiert ist, sollten Sie sich darauf nie einlassen.

---

106 „Es tut mir leid ..." ist eine empathische Reaktion. „Entschuldigen Sie bitte." ist hingegen das Eingestehen eines Fehlers oder einer Schuld. Der ehemalige Tagesschausprecher Ulrich Wickert sagt dazu, dass man sich nicht (selbst) entschuldigen kann. Schuld könne immer nur der Betroffene von uns nehmen. Daher schlägt er vor, dass wir bei „Ich bitte um Entschuldigung." bleiben.

Gespräch zwischen Herrn Dr. Jaspers (Arzt) und Frau Pfahl (Patientin)	Anmerkungen
Ja, verstehe. Und Ihnen ist ein Einzelzimmer sehr wichtig, weil Sie gerne Ihre Ruhe hätten, richtig? Nein, mir geht es nicht um Ruhe. Ich hatte eine ähnliche OP schon vor einigen Jahren und weiß, was das für eine Geruchsbelästigung für alle sein kann. Ich habe mich damals so geschämt. Das möchte ich weder anderen noch mir noch einmal zumuten. *Dann geht es Ihnen vor allem darum, dass Sie niemanden belästigen möchten?* Ja, genau. *Frau Pfahl, ich finde das sehr rücksichtsvoll von Ihnen und ich würde Ihnen auch gerne ein Einzelzimmer geben, doch leider haben wir momentan keines frei.*	Versuchen Sie das Bedürfnis hinter einer Beschwerde zu erkennen.
Haben Sie eine Idee, was wir jetzt machen können? Ich habe da auch schon drüber nachgedacht. Wichtig ist mir vor allem, dass ich nach der OP alleine liege. Bis zur OP würde ich auch auf ein Mehrbettzimmer gehen, wenn Sie mir zusagen, dass ich nach der OP in ein Einzelzimmer komme.	Das ist die Schlüsselstelle für erfolgreiche Beschwerdegespräche. Fragen Sie Beschwerdeführer nach ihrem Vorschlag.[107] Sie werden sehen, dass viele der Vorschläge tatsächlich ohne großen Aufwand umsetzbar sind.[108] Ihre Vorschläge würden die Wahlmöglichkeiten des anderen reduzieren – und daher vermutlich auf Ablehnung stoßen – selbst wenn Ihre Lösung identisch mit dem Vorschlag des Patienten wäre. Eigene Lösungsvorschläge erhöhen oder verdeutlichen die Wahlmöglichkeit – was das Vertrauen in sie verstärkt.
Ja Frau Pfahl, das geht auf jeden Fall. Das kann ich Ihnen zusagen. Kann ich sonst noch etwas für sie tun?	

107 Beschwerdeführer nach ihren Vorschlägen zu fragen ist umso wichtiger, je hilfloser und ausgelieferter der sich fühlt. Mit Ihren Fragen betonen Sie seine Handlungsfähigkeit und Selbstverantwortung. Ihre Vorschläge sollten Sie daher immer als Frage formulieren.

108 Erfahrungsgemäß machen circa 70 % aller Patienten realistisch und leicht umsetzbare Lösungsvorschläge. 20 % machen nicht oder nur schwer umsetzbare Vorschläge. 5 % wollen keine Lösung, sondern die Mitarbeiter lediglich auf einen Missstand hinweisen. Die restlichen 5 % wünschen sich, dass ihr Ansprechpartner ihnen eine Lösung vorschlägt. (Empirische Erhebungen in über 100 Krankenhäusern durch „Kompetenz im Krankenhaus", 2011.)

Gespräch zwischen Herrn Dr. Jaspers (Arzt) und Frau Pfahl (Patientin)	Anmerkungen
Kann ich denn ein Zimmer am Ende des Ganges haben? Da ist es viel ruhiger. *Das kann ich Ihnen leider nicht versprechen. Könnten Sie Schwester Julia dazu gleich ansprechen?* Ja, natürlich kann ich das auch mit Schwester Julia besprechen. *Gut. Kann ich Ihnen momentan sonst noch weiterhelfen?* Nein, vielen Dank.	Nach einer Lösung zu fragen bedeutet nicht, dass Sie automatisch diese Lösung akzeptieren. Sie können Vorschläge hinterfragen oder ablehnen, wenn sie Ihnen nicht durchführbar oder sinnvoll erscheinen. Dann beginnen Sie quasi wieder mit dem Punkt: „Verständnis zeigen": „Ich verstehe natürlich, dass Ihnen das angenehmer wäre." Und machen dann wie gehabt weiter mit dem sachlichen Hintergrund: „Das geht leider nicht, weil …". Sie können so lange nach einem (anderen) Vorschlag fragen, bis ihr Gegenüber eine für beide akzeptable Lösung findet oder erkennt, dass es tatsächlich keine Lösung gibt.
Dann machen wir das jetzt so: Sie bleiben bis zur OP in einem Mehrbettzimmer und ich besorge Ihnen für die Zeit nach der Operation ein Einzelzimmer. Wegen des Zimmers am Ende des Ganges sprechen Sie am besten gleich noch mit Schwester Julia, in Ordnung? Ja gut.	Mit der Zusammenfassung stellen Sie sicher, dass sie das gleiche Verständnis haben.
Dann sehen wir uns morgen bei der Visite, Frau Pfahl. Und vielen Dank, dass Sie wegen des Einzelzimmers Bescheid gesagt haben.	Mit dem Danke für den „Hinweis" von Frau Pfahl wandeln Sie die „Beschwerde" in einen „hilfreichen Hinweis" um und nehmen ihr so die Schärfe.

3.13.6 Die Beschwerde – Zusammenfassung

Das Beschwerdegespräch
1. Beschwerdeführer ausreden lassen;
2. Verständnis für sein Gefühl zeigen;
3. Den sachlichen Hintergrund klären;
4. Nach einer Lösung fragen;
5. Gemeinsam eine Lösung finden;
6. Das Ergebnis zusammenfassen;
7. Die Beschwerde möglichst mit einem „Danke, für den Hinweis" beenden.

Sie lernen,
- dass Aufwand, Gestaltung, Häufigkeit und Terminierung ärztlicher Gespräche sich von Fach zu Fach deutlich unterscheiden können,
- dass insbesondere die Rahmenbedingungen in den operativen und konservativen Fächern differieren,
- dass bei Arzt-Patientengesprächen in bestimmten Fächern die Intimsphäre häufiger tangiert wird, was es besonders zu berücksichtigen gilt.

Information, Aufklärung und ein stabiles Bündnis mit dem Patienten während des Behandlungsverlaufs sind Ziel eines jeden Arzt-Patienten-Gesprächs. Gesprächsstrategie, Länge und Häufigkeit richten sich nach Schwere der Erkrankung und aktueller Lage.

Gespräche sind in den jeweiligen Behandlungsalltag einzubinden. Je nach Fachrichtung können der Stellenwert der Kommunikation und die Erfordernisse, wie diese im jeweiligen fachlichen Umfeld zu praktizieren ist, deutlich variieren. In der Psychiatrie beispielsweise beinhalten Zuhören und Sprechen bereits eine therapeutische Maßnahme. Beim Gespräch über Indikation und Durchführung einer Implantatentfernung nach einer operativ versorgten und ohne Funktionsdefizit verheilten Fraktur in der beiderseitigen berechtigten Erwartung eines erneut störungsfreien Behandlungsverlaufs kommt es dagegen mehr auf die Wahrnehmung der Dokumentationspflicht unter juristischen Gesichtspunkten an. Zwischen diesen beiden Extremen gibt es fließende Übergänge, wobei je nach Fachgebiet und Krankheitsbild die eine als auch die andere Seite der folgenden Gegensatzpaare zu berücksichtigen und für bestimmte Fachrichtungen auch charakteristisch ist:
- akutes Krankheitsbild – chronische Krankheit;
- primär eindeutige Diagnose – unklares Krankheitsbild;
- gute Prognose – ungünstige bis infauste Prognose;
- konservatives Fachgebiet – operatives Fachgebiet;
- Intimsphäre betroffen – nicht betroffen;
- exogene Ursache/Fremdverschulden – endogene Ursache/Eigenverschulden.

4.3 Die Situation des Patienten

Der Patient will verstehen, was ihn warum beeinträchtigt und was mit ihm geschehen soll. Hierbei kann das Maß der ihn verunsichernden Faktoren unterschiedlich groß sein.

Der beispielsweise wegen einer Lungenentzündung internistisch zu behandelnde Patient wird in den meisten Fällen verhältnismäßig problemlos so zu informieren sein, dass er die Behandlungsschritte nachvollziehen kann und er im Rahmen seiner Möglichkeiten mitarbeitet.

Ein Unfallopfer hingegen wird sich unmittelbar die Frage stellen müssen, in welcher Weise die Verletzung urplötzliche Auswirkungen auf sein gesamtes späteres Leben hat (Lähmung, Verlust von Gliedmaßen, bleibende Bewegungseinschränkungen, drohende Arbeitslosigkeit und die damit verbundenen sozialen/ökonomischen Folgen).

Der Krebspatient wird bei der Mitteilung der Diagnose Angst vor einem tödlichen Ausgang bzw. einem qualvollen, langen Sterben bekommen. Er muss von Beginn an sowohl über das angestrebte Ergebnis einer erforderlichen Operation (Entfernung des Tumors) als auch über die sich anschließenden Schritte (Chemotherapie, Bestrahlung) aufgeklärt werden; es gilt ihn emotional zu unterstützen und ihm eine Perspektive zu vermitteln.

Untersuchungen am Patienten sollten möglichst rücksichtsvoll und unter Wahrung der Privat- bzw. Intimsphäre stattfinden. Gerade in vielen nicht operativen Fächern kann eine Diagnostik und Therapie ohne umfangreiche, Scham auslösende Berührungen/Untersuchungen je nach Erkrankung möglich sein. Sehr wohl aber können Fragen die Privat- und Intimsphäre berühren. Im Bereich Augenheilkunde zum Beispiel wird dies sicherlich fast irritationslos vonstattengehen, während in der Gynäkologie oder Urologie ein bedeutend höheres Taktgefühl gefragt ist. Besonders bei Erkrankungen/Eingriffen, die Auswirkungen auf die Sexualität von Patienten haben könnten, ist Sensibilität gefragt. Wohl kaum ein Patient artikuliert Scham, dennoch wird sie von den meisten erlebt.

Menschen aus anderen Kulturen haben unter Umständen ein weitaus höher ausgeprägtes Schamempfinden oder gar generelle Probleme damit, von einem Fremden berührt zu werden.

4.4 Die Situation des Arztes

Der in Krankenhäusern vielfach beklagte Zeitdruck zwingt den Arzt dazu, Gespräche mit dem Patienten einem engen Zeitraster anzupassen.

In den **konservativen** Fächern ist dabei der Gestaltungs- und Handlungsspielraum etwas höher als in den operativen Fächern, der Gesprächsbedarf andererseits in der Regel größer.

Die Klärung eines Krankheitsbildes ist häufig mit umfangreicheren diagnostischen Maßnahmen verbunden. Der Weg zur Findung endgültiger Klarheit ist dem Patienten verständlich zu machen. Von Beginn an muss er motiviert werden, in diesem Prozess geduldig und vertrauensvoll zu bleiben. Unter Umständen steht der Arzt vor der Aufgabe dem Laien schwierige multikausale Zusammenhänge verständlich zu vermitteln.

Doch der Verlauf und Erfolg einer konservativen Behandlung lassen sich nicht immer mit der vom Patienten gewünschten Klarheit darstellen. Hier gilt es ihm das von Beginn an klar zu machen und ihn von Etappe zu Etappe zu begleiten. Bei bestimmten Krankheitsbildern (Herz-Kreislauferkrankungen als Reaktion auf lang anhaltenden beruflichen und/oder privaten Stress) können psychosoziale Fragen besonders wichtig sein.

In den **operativen** Fächern geht es zunächst darum, dem Patienten mit relativ einfachen Mitteln klar zu machen, was in seinem Körper „nicht stimmt". Das erkrankte Organ, das verletzte Bein ..., der Problemverursacher ist fokussierbar. Geschieht ein operativer Eingriff, ist vorerst das Problem bei sich anschließend entsprechendem Verhalten aus der Welt.

Bedeutende Ausnahmen sind hier: Patienten mit einer Krebsdiagnose und notwendige Operationen, die das Leben von jetzt auf gleich verändern (z. B. Amputationen).

Kommunikation im operativen Kontext verfolgt das Ziel
– der Aufklärung (auch über mögliche Komplikationen),
– der klaren Darstellung des Ziels des Eingriffs,
– der auf Erfahrungswissen basierenden Einschätzung des erforderlichen Zeitrahmens und
– der Beschreibung der in der Zeit danach zu bewältigenden Aufgaben.

Hinzu kommen die von Beginn an erforderliche Annahme der Ängste und Sorgen des Patienten und das Gewinnen von Vertrauen des Patienten in die Behandlung.

Ärzte müssen von Fall zu Fall entscheiden: Die eher knappe, dennoch klare Kommunikation im Kontext einer Routineoperation (z. B. Tonsillektomie) steht den kommunikativen Anforderungen im Fall eines Eingriffs mit langfristigen Auswirkungen gegenüber.

Beispielsweise muss gerade der Unfallchirurg bei schweren Verletzungen mit abzusehenden Dauerfolgen zeitnah entscheidende Kommunikationspartner in die Behandlung mit einbeziehen, um ein schlüssiges Behandlungskonzept entwickeln zu können (Familie, Reha-Manager der gesetzlichen Unfallversicherung oder der privaten Versicherungswirtschaft).

Speziell im operativen Bereich erhält der Arzt in enger zeitlicher Folge unmittelbar vor einem Eingriff eine Fülle von Befunden und sonstigen Informationen, die er wahrnimmt, nicht aber unbedingt sofort mit dem Patienten teilt. Der Arzt weiß also bedeutend mehr, als es zunächst für den ängstlich fragenden Patienten vor der OP den Anschein hat.

Bei der Morgenvisite haben Operateure mit Blick auf den OP-Plan des Tages und den Auftrag der Versorgung einer ganzen Station wenig Zeit. Die Frühvisite hat daher in den operativen Fächern eher die Funktion, den Arzt und sein gesamtes Behandlungsteam auf den aktuellen und gleichen Kenntnisstand über den Verlauf der Behandlung und die für den jeweiligen Tag geplanten diagnostischen und therapeutischen Maßnahmen zu bringen. Die Erwartungshaltung des zu Operierenden oder des bereits Operierten ist jedoch eine andere: in erster Linie will er beruhigt werden, vor aber auch nach einer Operation. Ein in kurzer Zeit vorgenommenes checklistenartiges Prüfen von Befunden und Erteilen von Anordnungen kann dazu führen, dass der Patient sich nur noch als Objekt wahrgenommen fühlt.

Die Einbeziehung von Angehörigen in schweren Fällen (Todesgefahr, etc.) binnen kurzer Zeit stellt weitere kommunikative Anforderungen an den Arzt.

4.5 Die daraus resultierenden häufigsten Probleme

- Patienten haben oft das Gefühl, nicht ausreichend mit ihrem Behandler sprechen zu können; die Komplexität der Prozesse im Krankenhausalltag – dies gilt verschärft in den operativen Fächern – ist ihnen nicht bewusst bzw. schwer vermittelbar.
- Ärzte neigen zu der Grundhaltung, dass der Arbeitsalltag generell keinen oder wenig Raum für Gespräche lässt, statt zu differenzieren und damit für ihre Entlastung zu sorgen, indem sie zwischen begründbarer kurzer Kommunikation und zwingend erforderlichen längeren Gesprächen sinnvoll unterscheiden.

4.6 Was gilt es zu tun?

- Grundsätzlich sollte der zweifelsfrei – in konservativen, wie in operativen Fächern – gegebene Zeitdruck nicht resignativ oder gar belehrend mit Patienten kommuniziert werden. Fast jedem Patienten ist vermittelbar, dass man als Arzt eine Fülle von Pflichten hat.
- Der in begründeten Fällen erforderliche Mehraufwand in Gestalt von ausführlicheren Gesprächen sollte nicht ignoriert oder gar nonverbal weg gestikuliert werden. Es gilt, dem Patienten ein Gespräch in Aussicht zu stellen, wenn es die Zeit erlaubt.
- Mögliche Fragen zur Diagnose, zur Methode und zum Behandlungsverlauf sollten von Beginn an einkalkuliert werden. Ihre Beantwortung sorgt bei vielen Patienten bereits für eine erste Beruhigung.

- Im operativen Bereich sollte eine zweite, ausführlichere Visite in den Nachmittagsstunden für die Beantwortung der Fragen genutzt werden, die in der morgendlichen Hektik zu kurz kamen. Ein frühzeitiger Hinweis auf ein derartiges zweiteiliges Visitenkonzept schon zu Beginn der Behandlung kann Verständnis für eine Morgenvisite wecken, die in erster Linie der Information des Arztes und seines Behandlungsteams dient, und kann so Missverständnissen vorbeugen.
- Mit operativen Eingriffen ist grundsätzlich das Risiko eines unerwünschten Ergebnisses oder einer Komplikation verbunden, im Extremfall sogar mit einer irreversiblen Verschlechterung gegenüber dem präoperativen Zustand. Insbesondere schlecht oder unzureichend informierte Patienten reagieren bei nicht erwarteten Komplikationen schnell mit dem Verdacht, der Arzt habe vorwerfbar fehlerhaft gehandelt. Um hier einer Eskalation vorzubeugen, gilt es in operativen Fächern für derartige Situationen eine feste Kommunikationsstrategie vorzuhalten.
- Bei Untersuchungen im Intimbereich sollte für eine geschützte Atmosphäre gesorgt werden; der bloße Hinweis auf die Krankenhausroutine oder auf die Notwendigkeit (um helfen zu können) genügt nicht.
- Bei Menschen aus anderen Kulturen sollte man sich bewusst sein, dass diese häufig ein anderes Verhältnis zu Fragen von Nähe und Distanz haben. Selbst medizinisch erforderliche Berührungen (männlicher Arzt untersucht Frau) gelten unter Umständen als Tabubruch.

5 Die verschiedenen Arzttypen

5.1 Lernziel

Sie lernen das unterschiedliche Kommunikationsspektrum für den Arzt in Abhängigkeit des Arzttypen und des Arzt-Patienten-Verhältnisses kennen.

5.2 Die Situation – Allgemein

Das Kommunikationsverhalten der verschiedenen Arzttypen beeinflusst unmittelbar das Arzt-Patienten-Verhältnis. Im folgenden Kapitel werden verschiedene Arzttypen und deren Auswirkungen sowohl auf das Arzt-Patienten-Verhältnis als auch auf die Kommunikation dargestellt.

5.3 Die verschiedenen Arzttypen

Je nachdem ob die Gesellschaft, die Medien, der Mediziner selbst oder die Gesundheitspolitik den Arzt charakterisiert, werden unterschiedliche Arzttypen beschrieben.

Im „pauschalen", fast „klischeehaften" Versuch, eine Arzttypisierung vorzunehmen, können verschiedenste, teils erheblich divergente Charaktermerkmale aufgezählt werden: Wahrhaftigkeit, Kümmerer, Opferbereitschaft, Profilierung, Reflexion, Streben nach Ruhm und Ehre, Streben nach Geld, Teamplayer, Alphatier, „Gott in Weiß", etc.

Wie charakterisiert der Arzt sich selbst? Wissenschaftler des Zukunftsforums Gesundheitspolitik haben im Rahmen des im Jahre 2000 formulierten Forschungsprojektes „Neue Patienten – Neue Ärzte?" basierend auf einer Ärzte-Umfrage von rund 700 niedergelassenen Haus- und Fachärzten eine interessante Arzt-Typologie entwickelt:

- Der patientenorientierte Traditionalist, zu dem sich die Mehrheit der Befragten zählte, verlangt einerseits im Arzt-Patienten-Verhältnis den mündigen und selbstverantwortlichen Partner, verlässt sich andererseits auf staatliche Regulation. Er fokussiert sich auf seine Kernkompetenz – das Heilen. Im Vergleich zu den anderen Arzttypen zeigt er darüber hinaus weniger Engagement, sei es in Form von Fortbildungen oder bei Individuellen Gesundheitsleistungen (IGeL).
- Der patienten-/kundenorientierte Dienstleister war in der Umfrage am zweithäufigsten vertreten. Patienten erkennen ihn daran, dass er das staatlich regulierte Gesundheitswesen ablehnt und für mehr Wettbewerb eintritt. Das Verhältnis zwischen ihm und seinen Patienten ist partnerschaftlich und kann dem zwischen

Dienstleister und Kunden ähneln. Für ihn ist der mündige Patient weitgehend selbstverantwortlich und in seinen Entscheidungen unabhängig.

–   Der paternalistische/autoritäre Leistungserbringer sowie der nächste Arzttypus folgen laut Umfrage mit großem Abstand. Dieser Arzttypus beharrt auf seiner traditionellen Position gegenüber den Patienten, das heißt: ein paternalistisches Rollenverständnis. Er bevorzugt die staatliche Regulierung.

–   Der „liberale Autokrat" unterscheidet sich vom paternalistischen/autoritären Leistungserbringer nur dadurch, dass er statt der staatliche Regulierung mehr Wettbewerb verlangt.

Aber auch das Alter des Arztes ist ein elementarer Faktor in der Erörterung der Frage nach seinem Ansehen: je älter der Arzt, desto kompetenter, weiser und erfahrener wirkt er auf den Patienten. Hiermit einhergehend steigt das Ansehen auch mit der Karriereleiter vom jungen Weiterbildungsassistenten über die Oberarzt- bis hin zur Chefarzttätigkeit. Ebenfalls ist der akademische Grad von der Promotion über die Habilitation bis hin zur Professur positiv mit dem Ansehen des Arztes korreliert.

Das Vorliegen unterschiedlicher Arzttypen ergibt sich zwangsläufig aus den verschiedenartigen Persönlichkeitsmerkmalen des Menschen. Jeder Mensch, und damit auch jeder Arzt, hat ein sehr umfangreiches, individuelles Repertoire an Verhaltensweisen, die seine Persönlichkeit prägen. Sie sind durch so verschiedene Faktoren beeinflusst wie die genetische Veranlagung, die Erziehung, das soziale Umfeld, die Kultur, seine Talente und Erlebnisse. Und doch lassen sich bestimmte „typische" Grundmuster für Persönlichkeiten herausfiltern.

Der Psychologe Dr. Carl Gustav Jung entwickelte 1929 zwei Schlüsselfaktoren, mit denen er Menschen in Persönlichkeitstypen unterteilte: „Einstellungen" und „Funktionen". Unter **Einstellungen** werden offensichtliche Präferenzen eines Menschen für die „innere" oder die „äußere" Welt verstanden. Ist ein Mensch extravertiert, d.h. orientiert er sich an der äußeren Welt, so bezieht er die objektive, materielle Welt in sein Denken, Fühlen und Handeln ein. Ist ein Mensch introvertiert, orientiert er sich an der inneren Welt, beschäftigt er sich mehr mit seinen Gefühlen, Werten und Gedanken und bezieht aus ihnen seine Inspiration. Mit den vier **Funktionen** nehmen wir die Welt wahr: Denken, Fühlen, Empfinden und Intuition. Entsprechend ergaben sich nach Jungs Typenlehre damit acht Persönlichkeitstypen:

1.   introvertiertes Empfinden,
2.   introvertierte Intuition,
3.   introvertiertes Denken,
4.   introvertiertes Fühlen,
5.   extravertiertes Empfinden,
6.   extravertierte Intuition,
7.   extravertiertes Denken und schließlich
8.   extravertiertes Fühlen.

Der Psychologe Dr. William M. Marston wiederum veröffentlichte 1929 das so genannte Vier-Quadranten-Modell, heute auch das DISG-Modell genannt. Marston definierte vier verschiedene Verhaltenstypen, die letztlich auch auf den Arzttypus übertragbar sind:

1. D = Dominant = extrovertiertes und aufgabenorientiertes Verhalten. Der Dominante wird oft als Macher wahrgenommen. Er will die Kontrolle übernehmen und Ergebnisse erzielen. Herausforderungen nimmt er an, wenn er damit auf der Gewinnerseite landen kann.

2. I = Initiativ = extrovertiertes und menschenorientiertes Verhalten. Der Initiative ist äußerst vielseitig. Er hat häufig den Drang, andere zu motivieren, sich auszudrücken und gehört zu werden. Er will andere überzeugen und beeindrucken.

3. S = Stetig = introvertiertes und menschenorientiertes Verhalten. Der Stetige ist sehr sozial eingestellt. Er hat den Wunsch nach Stabilität, Nähe und Harmonie. Er will andere unterstützen und sorgt für Ordnung. Kontakte sind ihm wichtig.

4. G = Gewissenhaft = introvertiertes und aufgabenorientiertes Verhalten. Der Gewissenhafte ist ein Perfektionist. Er hat den Wunsch das Richtige „richtig" zu tun. Er will Ärger vermeiden und achtet gewissenhaft auf Präzision und Genauigkeit.

Der Vollständigkeit halber ist zu erwähnen, dass Jolande Jacobi 1942 Jungs Typenlehre und Marstons Verhaltenstypen in einem eigenen Modell zusammen brachte: Das Jung/Jacobi-Rad. Damit gelang es ihr, Überschneidungen der Typen deutlich zu machen.

5.4 Auswirkungen verschiedener Arzttypen auf das Arzt-Patienten-Verhältnis

In Abhängigkeit des Arzttypen, aber auch spiegelbildlich in Abhängigkeit der Persönlichkeit des Patienten entstehen unterschiedliche Modelle von Arzt-Patienten-Verhältnissen. Im Folgenden wird zwischen dem paternalistischen Modell, dem informativen Modell, dem interpretativen Modell und dem deliberativen oder Partnerschaftsmodell unterschieden. Jedes Modell führt zu unterschiedlichen Auswirkungen auf der Kommunikationsebene.

In einem **paternalistischen** Arzt-Patienten-Verhältnis ist der Arzt der alleinige Experte. Er übernimmt die Verantwortung beziehungsweise das Entscheidungs-primat. Der Arzt entscheidet über Behandlungsverlauf und mögliche Privilegien (wie z. B. Krankschreibung, Kur, Arbeitsunfähigkeit). Er entscheidet gegebenenfalls auch darüber, wann die Gesundheit des Patienten wieder hergestellt ist. Das Beziehungsmodell ist somit asymmetrisch. Paternalismus ist die am meisten verbreitete Beziehungsform zwischen Arzt und Patient. Sie ist gekennzeichnet durch die Kommunikation eines dominanten Arzttyps mit einem passiven, abhängigen Patienten.

In einem **informativen** Arzt-Patienten-Verhältnis wird die Autonomie des Patienten bewahrt („Verbraucherhaltung"). Hier entscheidet der Patient selbst über etwaige medizinische Maßnahmen. In diesem Modell sind dem Arzt sowohl die medizinischen Fakten als auch die persönlichen Wertvorstellungen des Patienten bekannt. Die medizinischen Fakten vermittelt der Arzt (Verkäufer) dem Patienten (Käufer), so dass der Patient eine adäquate Entscheidung treffen kann. Entsprechend hat die Kommunikation des Arztes einen informativen Charakter. Der Arzt wird in diesem Modell als *health care provider* beschrieben. Er kann hierbei einem initiativen, einem stetigen oder einem gewissenhaften Arzttypus, jedoch möglichst nicht einem Dominanten entsprechen. Am ehesten nehmen jüngere Patienten und Patienten mit einem höheren Ausbildungsgrad diese „Verbraucherhaltung" ein.

In einem **interpretativen** Arzt-Patienten-Verhältnis sind die persönlichen Wertvorstellungen des Patienten dem Arzt hingegen nicht bekannt. Hier ist es die Aufgabe des Arztes diese mit dem Patienten gemeinsam aufzudecken und zu klären. Der Arzt kommuniziert beratend, nicht dominant. Ausgangspunkt ist die Patientenschilderung der Probleme und die Frageintervention des Arztes. Weiterhin vermittelt der Arzt relevante medizinische Informationen und schlägt medizinische Maßnahmen vor. Der Arzt und der Patient befinden sich in der Kommunikation als Partner auf Augenhöhe. Sie suchen gemeinsam nach der optimalen Lösung („Gegenseitigkeit"). In diesem Modell entspricht die Patientenautonomie der Ermöglichung von Selbsterkenntnis des Patienten.

Beim **deliberativen** oder partnerschaftlichen Modell liegt das Ziel vornehmlich in einer gemeinsam und einvernehmlich befürworteten und verantworteten Entscheidung, gegebenenfalls unter Einbeziehung relevanter Dritter. Der Arzt und der Patient kommunizieren bei diesem Modell als gleichberechtigte Partner, die jeweils für sich relevantes Expertenwissen (medizinisches Wissen und biographisches Wissen, persönliche Wertvorstellungen) besitzen und nur gemeinsam die optimale Lösung finden können.

5.4.1 Auswirkungen verschiedener Arzttypen auf die Kommunikation – Zusammenfassung

Unterschiedliche Arzt-Verhaltenstypen spielen eine gewichtige Rolle im Arzt-Patienten-Verhältnis und damit auch in der Kommunikation eines Arztes mit dem Patienten. Hieraus leiten sich entsprechend unterschiedliche Kommunikationsmöglichkeiten und -strategien für jeden Arzttyp ab.

Arzt- Verhaltenstyp	Synonym	Art der Kommunikation	Tipps
dominant	Macher, Pragmatiker	Unterbricht andere öfter, möchte selber aber nicht gestört werden.	Vermeiden Sie herrische Kommunikationsstrategien und bevorzugen Sie das kooperative Gespräch. Lassen sie andere aussprechen, hören Sie mehr aktiv zu. Bleiben Sie aufmerksam, wenn andere mit Ihnen sprechen, halten Sie Blickkontakt.
initiativ	vielseitig, Starter	Schnell, knapp, direkt, freund-lich, ergebnis-orientiert. Will überzeugen, wird jedoch manchmal nicht verstanden. Ist ungeduldig, wenn andere langatmig erklären; ist schnell gelangweilt.	Nicht immer „auftreten", sondern einen wirklichen Dialog oder ein stilles und tiefgründiges Gespräch geplant und mit Bedacht führen. Den Weg zum Ergebnis besser erklären.
stetig	sozial, zugewandt	Ist bei Sitzungen pünktlich, aber in der Beteiligung zurückhaltend. Unterbricht andere, wenn er sich rückversichern will.	Lernen Sie verbindlich „nein" zu sagen. Lernen Sie auch in prekären Situ-ationen eine Lösung durchzuset-zen, die allen Beteiligten Gewinn bringt.
gewissenhaft	Denker	Erarbeitet viele Infos, um eigene Aussagen zu untermauern. Hält umständliche Präsentatio-nen und braucht viel zu lang, um auf den Punkt zu kommen.	Lernen Sie, für eine wichtige Aufgabe auch an das Licht der Öffentlichkeit zu treten.

6 Literaturverzeichnis

Aktionsbündnis Patientensicherheit e. V. (2012). Reden ist Gold – Kommunikation nach einem Zwischenfall.

Armstrong, U. (2012). So sollten Ärzte schlechte Nachrichten überbringen. Ärzte-Zeitung, http://www.aerztezeitung.de/praxis_wirtschaft/w_specials/special-arzt-patient/article/820487/krebs-co-sollten-aerzte-schlechte-nachrichten-ueberbringen.html.

Beckmann, H. B., Frankel R. M. (1984). The effect of physician behavior on the collection of data. Ann Intern Med, 101: 692–696.

Beecher, H. K. (1955). The powerful placebo. JAMA, 159: 1602–1606.

Berry, D. W. (2003). Clinicians communicating with patients experiencing cancer pain. Cancer Invest, 21: 374–381.

Böhm, K.-R. (2009). Gesundheit und Krankheit im Alter. Berlin: Robert Koch-Institut.

Breivik H., Collett B., Ventafridda V., Cohen R., Gallacher D. (2006). Survey of chronic pain in Europe: Prevalence, impact on daily life, and treatment. Eur J Pain 10:287–333.

Broda, K. (2005). Praktische Verhaltensmedizin. Stuttgart: Georg Thieme Verlag KG.

Burger, W. (2009). Unterschiede in der Gesprächsführung bei Patienten mit chronischen und akuten gesundheitlichen Problemen. In: Langer T., Schnell M.W. (Hrsg): Das Arzt-Patient-/Patient-Arzt-Gespräch. Hans Marseille Verlag München; S. 109–120.

Chundamala J., Wright J.G., Kemp S.M. (2009). An evidence-based review of parental presence during anesthesia induction and parent/child anxiety. Can J Anaesth 56: 57–70.

Cohn, R. (1975). Von der Psychoanalyse zur Themenzentrierten Interaktion. Stuttgart: Klett-Cotta.

Coulter, A. E. (1998). Patient-focused Interventions. Picker Institute Europe.

Crum, A. J. (2007). Mind-set matters: Exercise and the placebo effect. Psychological Science 2: 165–171.

Dahmer, J. (2006). Anamnese und Befund. Stuttgart: Thieme.

Damásio, A. (2000). The feeling of what happens: Body and emotion in the making of consciousness. Orlando, Florida: Harcourt Brace Jovanovich, U.S.A. (1999).

Deci, E. L. (2002). Handbook of self-determination research. Rochester: University of Rochester Press.

Delbanco, T. (1992). Enriching the doctor-patient relationship by inviting the patient's perspective. Ann Intern Med 3: 414–418.

Deter, H.-C. (2010). Die Arzt-Patienten-Beziehung in der modernen Medizin. Göttingen: Vandenhoek & Ruprecht.

Deutsche Alzheimer Gesellschaft e.V. (2012). Die Epidemiologie der Demenz. www.deutsche-alzheimer.de/fileadmin/alz/pdf/factsheets/infoblatt1_haeufigkeit_demenzerkrankungen_dalzg.pdf.

Deutscher Bundestag (2002). Schlussbericht der der Enquete-Kommission „Recht und Ethik der modernen Medizin". Drucksache 14/9020.

Deutsche Gesellschaft zum Studium des Schmerzes e. V. Zahlen und Fakten zum chronischen Schmerz. www.dgss.org/index.php?id=252.

Di Blasi, Z. et al. (2001). Influence of context effects on health outcomes: A systematic review. Lancet 357: 757–762.

Douglas, M. (1981). Ritual, Tabu und Körpersymbolik. Frankfurt am Main: Suhrkamp.

Dückers, A. (2014). Schmerzmedizin im Fokus. BÄKground – Informationsdienst der Bundesärztekammer 5: 7.

Engel, K., Heisler, M., Smith, D., Robinson, C., Foreman, J., and Ubel, P. (2009). Patient comprehension of emergency department care and instructions: Are patients aware of when they do not understand? Annual Emergency Medic 53: 454–461.

Engelhardt, K. W. (1973). Kranke im Krankenhaus Grenzen und Ergänzungsbedürftigkeit naturwissenschaftlich-technischer Medizin. Stuttgart: Ferdinand Enke Verlag.

Esch, T. (2011). Die Neurobiologie des Glücks: Wie die Positive Psychologie die Medizin verändert. Stuttgart: Thieme.

Falzett, W. C. (1981). Matched Versus Unmatched Primary Representational Systems and Their Relationship to Perceived Trustworthiness in a Counseling Analogue. Journal of Counseling Psychology 28: 305–308.

Finke, J. (1970). Rogers richtig verstehen: Vom Selbst-Missverständnis der Personenzentrierten Psychotherapie. Gesprächspsychotherapie und Personenzentrierte Beratung; veröffentlicht von der Gesellschaft für wissenschaftliche Gesprächspsychotherapie (GwG) in der Veröffentlichung „Gesprächspsychotherapie und Personzentrierte Beratung" Volume 1/12, Seite 6–9.

Fischer, J. (1998). Compliance-Probleme in der hausärztlichen Praxis. In: F. Petermann, Compliance und Selbstmanagement, Hogrefe Verlag: 141f.

Fortney L., Luchterhand, C. (2013). Abbreviated mindfulness intervention for job satisfaction, quality of life, and compassion in primary care clinicians: A pilot study. Ann Fam Med 11: 412–420.

Fritzsche, K. (2003). Psychosomatische Grundversorgung. Berlin, Heidelberg, New York: Springer.

Geisler, L. (1992). Arzt und Patient – Begegnungen im Gespräch. Frankfurt am Main: Peter Hoffmann/Pharma Verlag.

Geisler, L. (2007). Feind, Freund oder Partner? – Angehörige im Krankenhaus; DR. MED. MABUSE, Nr. 167, S. 23–26; www.linus-geisler.de/art2007/200705mabuse-angehoerige.html.

Gracely, R. H. (1985). Clinicians expectations influence placebo analgesia. Lancet 1: 43.

Greenfield, S. S. (1988). Patients' participation in medical care: effects on blood control and quality of life in diabetes. Gen Intern Med 3: 448–457.

Group, N. W. (10/2002–06/2003). Pain in Europe Survey. www.britishpainsociety.org/Pain In Europe Survey.pdf.

Guntern, G. (1993). Kreativität und Irritation. Zürich: Scalo.

Hadlow, J., Pitts, M. (1991). The understanding of common health terms by doctors. Soc Sci Med 32(2): 193–196.

Härter, M. Veröffentlichung des Gemeinsamen Bundesausschuss Förderschwerpunkt „Patient als Partner im medizinischen Entscheidungsprozess" (2001–2007), Förderung des Bundesministerium für Gesundheit; www.patient www.patient-als-partner.de und unter https://www.g-ba.de/downloads/17-98-2314/2007-05-02-H%C3%A4rter.pdf.

Hallowell, E. (2005). Overloaded circuits: Why smart people underperform. Harv Bus Rev 1: 55–62.

Hansa-Merkur-Versicherungsgruppe (2009). „Jeder Zweite hat Angst vor dem Krankenhaus: Mehr Privatsphäre und intensivere ärztliche Betreuung würden stationäre Behandlungen angenehmer machen. Forsa-Umfrage unter mehr als 1.000 Personen im Auftrag der Hanse-Merkur-Versicherungsgruppe", als PDF im Internet: www.hansemerkur.de/1147/presse/03112009_krankenhausangst.

Häuser, W., Hansen, E., Enck, P. (2012). Nocebophänomene im klinischen Alltag. Deutsches Ärzteblatt Int 109: 459–465.

Hax, P.-M. (2012). Kommunikation in der Chirurgie. Stuttgart: Kohlhammer.

Hax-Schoppenhorst T., Kusserow A. (2014). Das Angst-Buch für Pflege- und Gesundheitsberufe: Praxishandbuch für die Pflege- und Gesundheitsarbeit, Bern: Verlag Hans Huber.

Heier, M. (2009). Ich werde schaden. FAZ vom 21.09.2009.

Heier, M. (2012). Nocebo: Wer's glaubt, wird krank. Stuttgart: Hirzel.

Herskowitz, M. (1987). Human armoring: An introduction to psychiatric orgone therapy. Annals of the Institute of Orgonomic Science 87: 66–87.

Hirschhausen, E. v. (2007). Arzt-Deutsch/Deutsch-Arzt. München: Langenscheidt.

Horst, S.-O. (2012). Risikomanagement im Krankenhaus – eine postmoderne Perspektive. Eichstätt (Dissertation, Katholische Universität Eichstätt-Ingolstadt).

Hüllemann, K.-D. (2013). Patientengespräche besser gestalten – Gebrauchsanleitungen für helfende Kommunikation. Heidelberg: Carl-Auer Verlag.

Ilkilic, I. (2007). Medizinische Aspekte im Umgang mit muslimischen Patienten. Deutsche medizinische Wochenschrift 132: 1587–1590.

Institut für Demoskopie Allensbach. (2013). Allensbacher Berufsprestige-Skala. Allensbach.

Janis, I. L. (1958). Psychological stress. Psychoanalytic and behavioral studies of surgical patients. New York: Academic Press.

Junge B., Nagel M. (1999). Smoking behavior in Germany. Gesundheitswesen 61 Spec No: S121–125.

Jürschik-Busbach, B. (1.9.2013). Borreliose: Brief eines Arztes an seine chronisch kranken Patienten. http://more-distractible.org/2010/07/14/a-letter-to-patients-with-chronic-disease/.

Kamann, M. (2014). Migranten sind als Patienten anders. Berliner Morgenpost vom 29.07.2010.

Kaplan, S.H., Greenfield, S. (1989). Assessing the effects of physician-patient interactions on the outcomes of chronic disease. Med Care 26: 679.

Kassebaum, U. B. (2004). Interpersonelles Vertrauen (Dissertation). Hamburg.

Kassirer, J. (1994). Incorporating patients' preferences into medical decisions. N Engl J Med. Jun 30;330: 1895–1896.

Kilcher, A. R. (2003). Die hausärztliche Betreuung von Migranten/-innen mit chronischem Schmerz-syndrom. Schweizerische Ärztezeitung/Bulletin des médecins suisses 10: 452–460.

Klapp, B. F. (1985). Intensivpatienten haben keine Angst vor medizinischer Technik. Periskop 15 14:3.

Kleiner Anamnese-Knigge – Praxisanleitung Patientengespräch, Uniklinikum Saarland.

Klemperer, D. (2003). Wie Ärzte und Patienten Entscheidungen treffen – Konzept der Arzt-Patienten-Kommunikation. Berlin: Wissenschaftszentrum für Sozialforschung Berlin.

Klenger, F. (2009). Transkulturell kommunizieren – Gesundheitsverständnis von Migranten beachten, ergo-praxis 2: 26–30.

Köhle K., Raspe, H.H. (1982). Das Gespräch während der ärztlichen Visite. Empirische Untersu-chungen. München: Urban & Schwarzenberg.

Kölfen, W. (2013). Ärztliche Gespräche, die wirken. Heidelberg: Springer Verlag.

Krüger-Brand, H. E., Rieser, S. (2014). Gespräch mit Dr. Sebastian Schmidt-Kaehler, Geschäftsführer der Unabhängigen Patientenberatung Deutschland: „Wir sind bei Ärzten noch nicht bekannt". Deutsches Arzteblatt 111: A-202/B-174/C-170.

Kübler-Ross, E. (2001). Interviews mit Sterbenden. München: Droemer Knaur.

Lang, E. V. (2000). Adjunctive non-pharmacologic analgesia for invasive medical procedures: A randomized trial. Lancet 355: 1486–1490.

Langer, E. (1999). Kleine Anleitung zum Klug sein. Stuttgart: Klett.

Langer, I. F. (2011). Sich verständlich ausdrücken. München: Verlag Reinhardt.

Langewitz W. (2013). Kommunikation im medizinischen Alltag. Ein Leitfaden für die Praxis. Basel, Schweizerische Akademie der Medizinischen Wissenschaften.

Langewitz W. et al. (2002). Spontaneous talking time at start of consultation in outpatient clinic: cohort study. Bmj 325: 682–683.

Langewitz, W. (2010). Kann man gute ärztliche Gesprächsführung lernen? In: Deter, H. C., Die Arzt-Patienten-Beziehung in der der modernen Medizin (124–138). Göttingen: Vandenhoek & Ruprecht.

Langewitz, W. (2012). Kommunikation mit Patienten in der Chirurgie. Stuttgart: Kohlhammer.

Langewitz, W. (2013). Kommunikation im medizinischen Alltag. Basel: Schweizerische Akademie der Medizinischen Wissenschaften.

Langewitz W., Eich und Kiss (1998). Die Regel der Reziprozität der Wechselseitigkeit.

Langkafel, P. (2008). Breaking Bad News: Das Überbringen schlechter Nachrichten in der Medizin. Verlag: Economica.

Lantelme, P. H., Fortrat, J. O. (1998). White coat effect and reactivity to stress: Cardiovascular and autononic nervous system responses. Hypertension 31: 1021–1029.

Laschet, H. (2013). Mangelnde Therapietreue – Das Milliardengrab. Ärztezeitung 10.

Leitzmann, C. (2003). Ernährung in Prävention und Therapie: Ein Lehrbuch. Heidelberg: Georg Thieme Verlag.

Linde, K. C. (2007). The impact of patient expectations on outcomes in four randomized controlled trials of acupuncture in patients with chronic pain. Pain 128: 264–271.

Lown, B. (2004). Die verlorene Kunst des Heilens. Berlin: Suhrkamp Verlag.

Markland, D. R. (2005). Motivational interviewing and self-determination theory. J Soc Clin Psychol 6: 811–831.

Marvel, M. E. (1999). Soliciting the patient's agenda: Have we improved? Jama 281: 283–287.

Mathews, A. V. (1981). Personality and surgical recovery: A review. Br J Clin Psychol 20: 243–260.

Mehrabian, A. (1971[1981]). Silent messages: Implicit communication of emotions and attitudes. Belmont, Californien: Wadsworth.

Mitzkat, A. (2007). Die Stellung von Angehörigen in der Gesundheitsversorgung in Abhängigkeit von Dritten. Berlin: IMEW.

Müller, K. (2004). Kenntnisse und Einstellungen klinisch tätiger Ärzte zum Patienten-Gespräch (Dissertation). Berlin.

Murphy, S., Donelly, M., Fitzgerald, T., Tanner, W., Keane, F. T. (2004). Patient's recall of clinical information following laparoscopy for acute abdominal pain. Br J Surg 91: 485–488.

Nasher-Awakemian, J. G. (2004). Die Kunst, Kompetenz zu zeigen. MVG.

Nass, C.I. (1996). The Media Equation: How People Treat Computers, Television, and New Media Like Real People and Places. Cambridge University Press.

Nowak, P. (2010). Eine Systematik der Arzt-Patient-Interaktion. Pieterlen: Peter Lang.

Ong, L. d. (1995). Doctor-patient communication: A review of the literature. Soc Sci Med 40: 903–918.

Pattis, E. (2006). Wenn Migranten/innen zu Patienten/innen werden. Brixen: Krankenhaus Brixen.

PPA Praxisteam professionell (Arztpraxis). Umgang mit Angst und angstbedingter Aggression in der Arztpraxis, von Bernd Hein, Fachjournalist Gesundheitswesen, München, www.iww.de/ppa/archiv/patientenkommunikation-umgang-mit-angst-und-angstbedingter-aggression-inder-arzt praxis-f32566.

Quasthoff-Hartmann, U. M. (1982). Frageaktivitäten von Patienten in Visitengesprächen: Konversationstechnische und diskursstrukturelle Bedingungen. In: K. R.-H. Köhe, Das Gespräch während der ärztlichen Visite, Empirische Untersuchungen. (S. 70–101). München: Urban & Schwarzenberg.

Raspe, H.-H. (1980). Informationsbedürfnis von Patienten – Aufklärungsintention von Ärzten im Akutkrankenhaus. Med Welt 28: 49–52.

Redelmeier, D. K. (1996). Patients' memories of painful medical treatments: real-time and retrospective evaluations of two minimally invasive procedures. Pain 66: 3–8.

Reeves, R. R. (2007). Nocebo effects with antidepressant clinical drug trial placebos. Gen Hosp Psychiatry 3: 275–277.

Renneberg B., Hammelstein, P. (2006). Gesundheitspsychologie. Heidelberg: Springer Medizin Verlag.

Richards, J. M. (1985). Doctor-Patient communication in surgery. J R Soc Med 78: 922–924.

Richter, M. T. (2007). Angst im Krankenhaus: Angst in ihrer individuellen Erlebnisqualität und Möglichkeiten der Bewältigung. Saarbrücken: Verlag Dr. Müller.

Roter, D. (1977). Patient participation in the patient-provider interaction: The effects of patient question asking on the quality of interaction, satisfaction and compliance. Health Education & Behavior 4(5): 281–315.

Schoppenhorst T., Jünger S. (2010). Seelische Gesundheit von Menschen mit Migrationshintergrund: Wegweiser für Pflegende, Stuttgart: Kohlhammer.

Schäffer, D. (2006). Bedarf an Patienteninformation über das Krankenhaus. Gütersloh: Bertelsmann-Stiftung.

Sachweh S. (2008). Spurenlesen im Sprachdschungel. Kommunikation und Verständigung mit demenzkranken Menschen. Verlag Hans Huber (Bern, Göttingen, Toronto, Seattle).

Schildmann, J. E. (2009). Das Arzt-Patient/Patient-Arzt-Gespräch. München: Marseille Verlag.

Schucan, B. (2002. Nr. 10, Dezember 2002). Kommunikation zwischen Ärztin und Patient: Die ersten zwei Minuten dem Patienten. Medienservice.

Schweickhardt, A. K. (2009). Kursbuch ärztlicher Kommunikation. Köln: Deutscher Ärzte-Verlag.

Smith L., Callery, P. (2005). Children's accounts of their preoperative information needs. J Clin Nurs (14): 230–238.

Steward. (3_12/Dezember 1995). Patient-Centered Medicine: Transforming the Clinical Method. BMJ, S. 1580.

Typologie der Wünsche (2009). Menschen, Medien, Märkte. Hubert Burda Media; IMUK, Institut für Medien- und Konsumentenforschung.

Ulsenheimer, K., R.-W. B. (2009). Der juristische Notfallkoffer – Verhalten nach einem Zwischenfall. Anästh Intensivmed 2013;54:2–12. Aktiv Druck & Verlag GmbH.

Ulsenheimer, K. R.-W. (54/2013). Verhalten nach einem Zwischenfall – Der juristische Notfallkoffer. Anästh Intensivmed, S. 2–12.

Varelmann, D. P. (2010). Nocebo-induced hyperalgesia during local anesthetic injection. Anesth Analg 110(3): 868–870.

Varoqui, G. (2012). Chronische Schmerzen und Rückenmarkstimulation. Boston Scientific Corporation. www.epresspack.net/mnr/dynamic/2013/01/907387.pdf.

Wagner, J. (2011). Kommunikation zwischen Chirurgen und onkologischen Patienten (Dissertation). München: Technische Universtät München.

Wennström, B., Törnhage, C.J., Nasic, S., Hedelin, H., Bergh, I. (2008). Use of perioperative dialogues with children undergoing day surgery. J Adv Nurs (62): 96–106.

Wilm, S. E. (2004). Wann unterbricht der Hausarzt seine Patienten zu Beginn der Konsultation? Zeitschrift für Allgemeinmedizin 80(2): 53–57.

Yip P., Middleton. P., Cyna A. M., Carlyle, A..V. (2009). Non-pharmacological interventions for assisting the induction of anaesthesia in children. Cochrane Datenbank [www.mrw.interscience.wiley.com].

Zimmermann-Viehoff, F. (2010). Der Arzt als Placebo. In H.-C. D. (Hrsg.), Die Arzt-Patienten-Beziehung in der modernen Medizin (58–63). Göttingen: Vandenhoek & Ruprecht.

www.ingramcontent.com/pod-product-compliance
Lightning Source LLC
Chambersburg PA
CBHW081108220326
41598CB00038B/7272